U0321697

影像医学与医疗器械管理

张 日 等◎主编

汕頭大學出版社

图书在版编目（CIP）数据

影像医学与医疗器械管理 / 张日等主编. -- 汕头：
汕头大学出版社，2023.11
ISBN 978-7-5658-5179-7

Ⅰ．①影… Ⅱ．①张… Ⅲ．①影像诊断②医疗器械—
管理 Ⅳ．①R445②R197.39

中国国家版本馆CIP数据核字(2023)第240994号

影像医学与医疗器械管理

YINGXIANG YIXUE YU YILIAO QIXIE GUANLI

主　　编：张　日　等
责任编辑：陈　莹
责任技编：黄东生
封面设计：钟晓图
出版发行：汕头大学出版社
　　　　　广东省汕头市大学路 243 号汕头大学校园内　邮政编码：515063
电　　话：0754-82904613
印　　刷：廊坊市海涛印刷有限公司
开　　本：710 mm×1000 mm　1/16
印　　张：8.5
字　　数：200 千字
版　　次：2023 年 11 月第 1 版
印　　次：2024 年 1 月第 1 次印刷
定　　价：88.00 元

ISBN 978-7-5658-5179-7

《影像医学与医疗器械管理》编委会

主　编

张　日　高密市人民医院

黄爱苓　青州市人民医院

毕世国　临朐县中医院

于海燕　潍坊市人民医院

宋建美　潍坊潍城经开医院

张成银　潍坊市益都中心医院

副主编

鲁　宁　潍坊市人民医院

李　铭　潍坊市人民医院

卢连伟　潍坊市滨海经济技术开发区人民医院

魏亚鲁　潍坊市人民医院

王鑫栋　潍坊市人民医院

张春苓　潍坊市人民医院

李景红　潍坊滨海经济技术开发区人民医院

赵　强　潍坊市人民医院

刘欣梅　潍坊市人民医院

李兆坤　潍坊滨海经济技术开发区人民医院

单伟杰　潍坊滨海经济技术开发区人民医院

前　言

放射医学是随着辐射现象的发现继而对其研究而逐步形成的一门交叉学科。自 1895 年伦琴发现 X 射线以来，放射医学经历了 110 余年的发展历程。电离辐射在为人类带来巨大裨益的同时，也使生物机体受到不同程度的健康危害。放射医学的主要任务是研究电离辐射对人体的作用、机制、损伤与修复的规律，放射损伤的诊断、治疗和预防，为放射性工作人员的卫生防护、医学监督和保健工作提供理论依据和措施。

X 线检查及诊断的临床应用已很普及，这项技术已应用于各学科、各系统。本书系统讲述了 X 线在骨关节系统疾病、呼吸系统疾病、循环系统疾病、消化系统疾病、泌尿系统疾病和头颅与五官疾病诊断中的应用。X 线检查利用人体各种组织的界面形态和对 X 线吸收程度不同，使得 X 线图像出现一定的共性和某些特性，结合生理、病理、解剖知识与临床，观察、分析、总结这些不同的规律，对患病的部位、性质、功能障碍程度作出概括性乃至肯定性的诊断。

全书共分六章，具体内容包括：放射诊断技术概述；呼吸系统的放射诊断技术；循环系统的放射诊断技术；消化系统的放射诊断技术；医疗设备的购置；医疗设备的应用管理等。

由于作者水平所限，书中难免存在缺点和不足，恳请同行专家及广大读者予以批评指正，以便再版修改补充。

作　者

2022 年 3 月

目　录

第一章　放射诊断技术概述

放射诊断是将 X 线用于人体检查，进行疾病诊断而形成的一门新学科，它奠定了影像医学的基础。放射诊断是利用 X 线穿过人体，使人体内部结构和器官形成影像，以了解人体解剖与生理功能及病理改变，达到诊断目的，属于活体组织器官视诊范畴，是一种特殊的物理诊断方法。放射诊断包括 X 线诊断、X 线电子计算机体层成像（CT）、磁共振成像（MRI）、数字减影血管造影（DSA）、发射体层成像（ECT）和介入放射等诊断技术。限于篇幅，本章只介绍与 X 线诊断相关的内容。

第一节　X 线的发现与应用

X 线是由著名德国物理学家威·康·伦琴（W. C. Röntgen）在 1895 年 11 月 8 日一次阴极真空射线管放电实验中偶然发现的。当高压电通过阴极真空射线管时，在一块涂有铂氰化钡的纸板上显示出了明亮的荧光。当时阴极射线管用黑纸包着。当他用手拿这块荧光板时，又在此板上看到了自己的手指骨影。伦琴于同年 12 月 28 日撰文称这种新发现的射线为"X 射线"。1896 年 1 月 23 日，伦琴在德国物理学会上宣布了这一伟大的发现，同时还当众展示了用 X 射线为伦琴的夫人贝尔格拍摄的世界上第一张手的 X 线片，从而为放射诊断学奠定了基础。为纪念伦琴的伟大发现和功绩，X 射线亦称为伦琴射线。1901 年诺贝尔奖第一次颁发，伦琴就由于这一发现而获得了这一年的物理学奖。

一、X线诊断的发展史

X线发现后很快被用于骨折的诊断。1896年在伦敦第一次透视下从患者手中取出钢针异物。初期的检查只是观察自然对比影像。15年后发明了可用于人体的造影剂，才进入了人工对比的X线检查阶段。初期的X线机设备简单。1913年发明了滤线器并开始用钨丝X线管。1914年以硝酸银纤维胶片代替了玻璃底片。1915年制成了旋转阳极X线管。1923年制成了双热点球管。1935年发明了直线体层摄影。1952年发明了影像增强电视系统。1960年开始介入放射学工作。1972年制成第一台头颅CT。1974年制成全身CT。1985年开发了CT滑环技术，1989年单方向连续螺旋型CT即螺旋CT的问世，是滑环技术的体现，是CT发展的重大突破。20世纪70年代初期B超以及20世纪80年代初期MRI的问世、核医学数字化，使放射学发展为综合性的影像学科。

二、X线的产生条件

它的产生必须具备3个条件：①自由活动的电子群；②真空条件下，使电子发生高速运动的高压电场；③阻止高速运动电子的靶面。所以必须具备两项基本设备，即X线球管和高压电场发生装置。

三、X线的特性

X线是一种电磁波，与普通光线一样沿直线运行。诊断用X线机产生的X线波长为 $0.08\sim0.31$ A（相当于 $40\sim150$ kV所产生的X线）。其特性有5个方面：①穿透性：X线波长越短穿透力越强，组织密度越低越易穿透，这正是人体组织器官X线成像的基础。②荧光作用：X线可使铂氰化钡、钨酸钙、硫化锌镉和碘化钠等物质产生荧光，人们依此制成荧光屏和增感屏等。③感光作用：X线和普通光线一样可使感光材料感光，人们依此制成 X 线胶片。④电离作用：X 线可使气体或其他物质电离，离子量与 X 线量成正比。利用这一作用可进行 X 线量的测定或制造 X 线机的空气电离室，后者可使 X 线机具有自动调节曝光因素的功能。⑤生物效应：机体经 X 线照射后，可使组织细胞和体液受损发生一系列变化，即生物效应（这是 X 线治疗的基础，当然亦对正常机体造成损害）。

四、X 线诊断的应用原理

X 线的穿透性、荧光作用和感光作用是用于影像诊断的基础。由于人体组织的不同密度和病理组织的不同结构，对 X 线的吸收有差别，因而在荧光屏或照片上能形成黑白对比的影像。如缺乏天然对比则需用人工对比的方法进行 X 线诊断。总之，X 线通过人体不同组织和其他物质被吸收的程度可受下列因素的影响。①物质的密度：取决于物质的原子种类即原子序数和原子量。物质的密度愈高，吸收的 X 线就愈多，穿透的就愈少；反之，物质的密度愈低，吸收的 X 线就愈少。②物质的厚度：物质愈厚，吸收的 X 线愈多；物质愈薄，吸收的 X 线愈少。③X 线的波长：波长愈长，其穿透力愈弱，物质吸收得愈多；反之，波长愈短，其穿透力愈强，物质吸收得愈少。

人体的组织结构存在着一定的密度差异，X 线通过人体后所形成的影像也就发生明暗或黑白的不同，这种自然存在的差异称为天然对比。人体组织的密度由高至低概括为以下 4 类：①骨骼；②软组织与液体；③脂肪；④气体。

人体很多组织和器官与周围的结构缺乏明显的密度差异，须用人工的方法，通过各种途径向体内引入造影剂，改变它们之间的密度差，这种方法称为人工对比或造影检查，例如消化道钡餐、钡灌肠、胆系造影、子宫输卵管造影、心血管造影等。用于造影检查的物质称为造影剂。

五、透视、摄片

检查部位在 X 线管与荧光屏之间，X 线通过受检部位，从荧光屏上观察受检部位的影像称为透视。影像增强器的应用，明显提高了透视效果。利用 X 线的穿透性和对胶片的感光作用，通过投照，使受检部位在胶片上显影，称为摄片。透视和摄片通常称为普通 X 线检查。

六、X 线特殊摄影检查

为了诊断的需要，补充普通摄影的不足，借助某些特殊设备进行 X 线摄影的方法，称为特殊摄影检查。

（一）体层摄影

亦称断层或分层摄影，是利用体层摄影机把体内某一层的结构或病变的影像清晰地显示在 X 线片上，而使其他层面影像模糊不清，从而达到诊断目的。用于肺部、纵隔、头颅、腹部、骨骼等部位检查。传统的体层摄影已基本淘汰，新的数字化断层融合技术已应用临床。与传统的体层摄影相比，数字化断层融合一次曝光可获得多层面的体层图像，简化了操作步骤从而缩短了检查定位时间，辐射剂量低，图像质量高。

（二）放大摄影

放大摄影是根据 X 线焦点、受检部位和胶片三者之间的几何学关系而获得放大的影像。它可增加受检部位和胶片之间的距离，使胶片上的影像放大，以便研究某些病变的细微结构。

（三）高千伏摄影

高千伏摄影是采用 120 kV 以上的电压进行摄片（常用的有 120~160 kV）。

照片的特点是对密度差别较小的组织所显示的层次差别不明显，但对密度差别较大的组织对比很突出，故可将骨骼、纵隔以及大量胸腔积液遮盖的肺内病灶显示出来，还可显示体层摄影不能清晰显示的小病灶。

（四）X线电影摄影及X线电视录像

X线电影摄影是利用影像增强装置使影像的亮度增强1 000倍以上，再用电影摄影机拍摄下来，制成电影底片。X线电视录像是将影像增强管所显示的图像通过闭路电视在监视器上显影。用这种方法即可遥控观察，亦可用磁带录像机记录下来，随时放映。

七、造影剂的应用和不良反应

原子量大、比重大的造影剂称阳性造影剂，主要有钡剂和碘剂。原子量小、比重小的造影剂称阴性造影剂，主要有空气、CO_2和O_2。

理想的造影剂应当具备以下条件：①显影清楚；②无毒、副作用；③易于吸收和排出；④使用方便；⑤性质稳定，易贮存；⑥价格低廉。

常用的无机碘化物为碘化钠。本剂配制简单、经济，但毒性与刺激性大，不宜在血管内注射，多用于逆行肾盂造影、膀胱造影、尿路造影、经"T"形管胆道造影和窦道造影。常用浓度为12.5%水溶液。膀胱造影多用6%~7%水溶液，以免因密度过大而掩盖病灶。因本剂刺激性大，目前多采用有机碘剂代替，进行以上造影。

（一）主要由肾脏排泄的造影剂

目前常用的由肾脏排泄的造影剂有泛影葡胺、欧乃派克（碘海醇、碘苯六醇）、碘佛醇（碘维索尔、安射力）、碘酞葡胺（康瑞）、碘吡拉哈、醋碘苯酸钠、碘肽钠等。这些造影剂大多由肾脏排泄，故为排泄性尿路造影剂，也可用作心脏、血管造影。除离子型造影剂双碘肽葡胺（碘卡明）和非离子型造影剂如碘普罗胺（优维显）、欧乃派克、碘佛醇、碘异肽醇、碘曲仑（伊索显）等可用于脑室造影及脊髓造影外，其他肾脏排泄造影剂禁忌用于脑室和椎管造影，因这类造影剂进入蛛网膜下腔，可损害血-脑屏障，引起病人抽搐及至死亡。

此外，经肝脏排泄的造影剂如口服的碘番酸、碘毕露，静脉注射的胆影葡胺、胆影钠等已较少应用。此类造影剂只限于胆系造影。

（二）碘的油脂类造影剂

主要有以下几种。①碘油或称碘化油：以往用于支气管造影、子宫输卵管造影、上颌窦造影、泪道造影、瘘管造影。此类造影可用有机碘代替，尤其是子宫输卵管造影用泛影葡胺已成为常规。②碘苯酯：常规用于椎管造影和脑室造影。③乙碘油：适用于淋巴系造影。④丙碘酮：油质适用于支气管造影；水质刺激性大，造影效果相同。

（三）阴性造影剂

常用的气体有空气、O_2 和 CO_2。主要用于气脑及脑室造影、关节腔造影、盆腔造影及腹膜后造影等。空气进入人体后，较其他两种气体吸收慢，便于追随观察，但引起的反应较多，特别是空气溶解度较小，一旦进入血液循环后，有引起气栓之危险。

（四）含碘造影剂的试验方法和不良反应

碘过敏试验方法有 5 种：皮内试验、结膜试验、舌下试验、口服试验及静脉试验。其中以静脉试验较为可靠。

其不良反应一般根据反应的轻重和需治疗的程度进行分类。离子型和非离子型造影剂不良反应发生率有明显差异，前者约为 5%，后者约为 1.3%，但后者重度反应明显少，约为 0.01%。所以，对有肝、肾、心疾病以及糖尿病，虚弱，恶病质和过敏体质的高危人群尽可能选用非离子型造影剂。离子型和非离子型造影剂对肝肾功能的影响区别不大。

八、X线的应用进展

X线应用100多年来，尤其随着计算机技术的应用，医学影像学经过了无数次技术革命和迅猛发展，并为现代医学的发展注入了强劲的活力。除上述传统的透视、摄片、体层摄影、造影等检查技术外，目前已出现以下先进的检查技术或进展。

（一）计算机X线摄影、数字化X射线摄影

计算机X线摄影（computer radiography，CR）摄影是一种数字化X线成像技术。应用成像板（image plate，IP）替代胶片记录透过人体后的X线影像信息，然后用激光扫描仪将记录在IP上的影像信息以数字形式读出，再经过处理和显示等步骤，显示出数字化图像。CR主要由担任信息采集的成像板、读取系统和图像处理系统组成。成像板关键是成像层，它是一层氟卤化钡晶体，该晶体层内的化合物经X线照射后，可将接收的能量以潜影的方式存储于晶体内。读取系统主要是激光扫描仪。当激光束扫描已经曝光且带有潜影的成像板时，可激发存储于晶体内的潜在能量，转换成荧光，随即被转换成数字信号。图像处理系统的工作是将数字信号转换成灰阶图像，并且可以根据不同要求进行各种图像后处理。

数字化X射线摄影（digital radiography，DR）是用探测器作为X线的接收介质，直接把X线转换成电信号，然后通过数模转换形成数字图像。省略了CR技术中激光读取这一步骤。探测器根据构造的差别分为直接转换和间接转换两型。直接转换型应用非晶硒为光电材料直接将X线转换为电信号；间接转换型首先由上层的碘化铯闪烁体为光电材料，将X线转换为可见光，然后由下层的非晶硅光电二极管再转换成电信号。与 CR 相比，DR 具有以下优点：①病人接收剂量更小；②时间分辨力明显提高，省略了把成像板送到读取器然后扫描这一步骤，仅仅数秒钟就能显示图像；③具有更高的动态范围，使后处理图像的层次更加丰富；④探测器较成像板的寿命明显提高。

（二）数字化断层融合成像

数字化断层融合成像（digital tomo synthesis，DTS）又称数字化连续体层摄影，是在平板探测器技术基础上开发的一种数字化断层摄影，其原理是在 X 线束穿行轨迹中允许产生任意数量的目的层，X 线球管在不连续的位置上多角度投照获取图像，球管与探测器做平行于患者的同步反向运动，一系列的投影图像被快速采集使用像素偏移—叠加的程序完成图像重组，任何设定高度的一个物体的断层图像均可以被重建出来。它能解决复杂部位和深在部位的投照与成像，是一种新的特殊 X 线检查方法。断层融合成像的优点是：①透视下定位，一次曝光，可以获取同一方位的任意层面图像；②DTS 受体内金属伪影的影响较小，可用于某些因特殊体位或体内金属异物而不适合做 CT 或 MRI 检查的患者；③与 CT 相比，DTS 辐射剂量小，检查费用低，图像空间分辨率高。但仅限于有良好自然对比的器官如骨骼、气管和肺等。

（三）双能量减影

X 线摄影所使用的是低能 X 线束，它在穿过人体组织的过程中，主要发生光电吸收效应和康普顿散射效应而衰减。光电吸收效应的强度与被曝物质的原子量呈正相关，是钙、骨骼、碘造影剂等高密度物质衰减 X 线光子能量的主要方式；而康普顿散射效应与物质的原子量无关，与组织的电子密度呈函数关系，主要发生于软组织。常规 X 线摄片所得到的图像中包含上述两种衰减效应的综合信息。双能量减影摄片利用骨与软组织对 X 线光子的能量衰减方式不同，以及不同原子量的物质的光电吸收效应的差别将在对不同能量的 X 线束的衰减强度的变化中更强烈地反映出来，而康普顿散射效应的强度在很大范围内与人射 X 线的能量无关、可忽略不计的特点，将两种效应的信息进行分离，选择性去除骨或软组织的衰减信息，得出能够体现组织化学成分的所谓组织特性图像，即纯粹的软组织像和骨像。双能量减影摄片可通过两次曝光法和一次曝光法来实现。能量减影数字胸片的临床意义是：①提高检出钙化的敏感性和准确性；②由于去除了骨性胸廓的干扰，可增加肺结节的检出率。

（四）X 线全景摄影

全景摄影是具备连续摄影功能的 X 线设备所拍摄的某一部位的整体影像（非拼接图像），主要用于全脊柱或全下肢的摄影。这种摄影技术可获得生理负重位的脊柱或全下肢影像，通过角度测量和长度测量评价脊柱侧弯和肢体不等及弯曲畸形，为矫形外科制定手术方案和评价治疗效果提供依据。下颌骨曲面体层也称下颌骨全景摄影，是一种按旋转轨迹运行的连续摄影方法，专门用于颌骨检查。

（五）数字减影血管造影（DSA）

数字减影血管造影，简称 DSA（digital subtraction angiongraphy），又称为数字式血管成像（DVI）、计算机血管造影。它是将影像增强和电视上的视频信号进行数字转换、减影、对比增强和模拟转换，从而使静脉注射性动脉造影成为可能，更可大大强化动脉内小剂量造影的影像。全部装置有电视机、数字转换装置、X 线发生装置与计算机控制系统组成。所获影像密度分辨力高，而空间分辨力较差。

（六）计算机体层摄影（CT）

计算机体层摄影，简称 CT（computed tomography），它是由 X 线机、扫描探测仪、电子计算机和显影装置四个主要部分组成。当人体各组织器官受 X 线照射时，因其密度不同所吸收的 X 线量亦不同，因此通过人体到达扫描探测仪的 X 线量不一，探测仪将不同数据输入计算机加工处理，即可将人体各组织不同密度用数据表示出来，然后将这些数字组成像素，即可描绘出组织结构的影像，经电视显示并摄片记录。CT 检查不仅补充了常规 X 线对颅脑、脊柱、腹部各脏器等诊断的局限性，也可比常规 X 线检查提供更为全面可靠的诊断征象。

双源 CT 有两个球管（射线发生源），其扫描速度比 64 层螺旋 CT 快将近一倍，对心率过快、早搏、心律不齐以及仅能短时间屏气的患者进行冠脉成像，可以在 5~10 秒钟之内完成，并可减少 50% 以上的射线量；可为急诊病人提供快速有效的诊断，能在一次检查中完成冠状动脉狭窄、肺动脉栓塞、主动脉夹层（又称胸痛三联征）等病变的检查；可对血管和骨骼进行直接的减影成像（双能量减影），进行无创伤性血管造影，几乎可达到 DSA 血管造影的图像质量，使无创血管造影成为可能；可早期发现颈动脉狭窄和颅内动脉狭窄、动脉瘤、血管畸形等，对卒中患者进行预测。

第二节　X 线诊断的原则和步骤

一、X 线诊断的原则

X 线诊断需掌握 3 个原则：①根据解剖、生理的基础知识，认识和熟悉人体器官和组织在荧光屏或照片上的正常表现。②根据病理学的基础知识，识别病理性影像。③结合临床资料（病史、症状）进行综合分析，做出结论。概括起来十六字：认识正常、识别异常、结合临床、做出诊断。

二、X线诊断的限制因素

X线不是万能的，它的诊断应用受到下列5个方面的限制。①病变密度的限制。如X线不易鉴别脓胸、血胸、水胸。②病变部位的限制。如支气管内膜结核，平片不易检出。③发病时间的限制。如大叶性肺炎、急性骨髓炎、疲劳骨折等需要在发病后一定时间内始有X线改变。④发病年龄的限制。由于年龄太小，人体某些部分尚未发育成熟或定型，使诊断受到限制，如儿童两岁时鼻窦才能在X线上显影。⑤检查方法的限制。X线检查对缺乏天然对比的器官和组织如肝、脾、胰腺、肌腱和软骨等不能显示，对空腔器官需造影检查，对纵隔、心血管、骨关节特别是骨髓病变需结合其他影像学检查综合分析。

三、对病变观察的要点及与临床结合的注意事项

在阅片、透视及其他影像学检查时，对病变的观察应按一定顺序进行全面观察，分析病变时要注意以下几个方面：①病变的位置和分布；②病变的数目；③病变的大小；④病变的形状；⑤病变的边缘；⑥病变的密度；⑦病变邻近组织、器官的改变；⑧器官功能的变化；⑨病变的动态变化。

此外，结合临床分析影像时应该注意：影像学表现存在大量同病异影或同影异病的情况，与临床结合进行综合分析对诊断十分重要，不同疾病的诊断需要了解相关的信息。结合临床时应注意患者的性别、年龄、体型、职业史和接触史、生长和居住地、过去史和现病史、起病原因和发病过程、临床体征、化验结果、病理及治疗经过等。详细的病史及临床资料往往需要诊断医师亲自看病人和查看病历资料。

四、影像学诊断报告书写的注意问题

（1）书写X线及其他影像学诊断报告时，应首先检查影像学照片的质量是

否符合诊断要求。

（2）要做到"三查""三对"：查 X 线照片（或其他影像照片）号、查 X 线照片序号、查日期和左右号，对姓名、对申请单和对 X 线照片（或其他影像照片）。

（3）要以严格的科学态度书写报告，用 X 线或其他影像诊断术语进行描写，不能掺杂任何主观臆断成分。

（4）认真填写一般项目。内容分叙述部分和印象部分。在全面观察的基础上，按照一定顺序描写所见，紧扣检查项目所能了解的范围；然后结合临床资料综合分析、逻辑推理、把握诊断尺度，总结出诊断结论，可有多个印象。诊断结论应注意：①诊断意见与影像描述要相对应和前后呼应；②诊断用语要严谨，不留歧义；③结论有多个诊断或印象时，按先重后轻，先病变次先天异常，再次为解剖变异的顺序排列。

（5）必须重点突出和针对临床提出的问题进行回答。

（6）遇有疑难病例，应根据影像学表现和临床资料与上级医师和临床医师共同研究，做出诊断结论。切忌追随临床或固执己见，进行牵强附会的解释。

第二章　呼吸系统的放射诊断技术

第一节　检查方法

一、胸部透视

透视是胸部检查的基本方法，但因容易漏诊等原因，目前被很多大医院所取消。但是，有时在观察平片后，仍需结合透视综合诊断。透视时应注意以下事项：①如果使用荧光屏作透视，透视前应做好暗适应；②胸部透视除病情严重者外，一般均应采取立位或坐位；③检查时，应使病人两肘向前内旋，使肩胛骨不与肺野重叠；④应全面系统地进行观察；⑤透视时病人应连续做深呼吸动作；⑥透视时应转动病人。

透视的缺点是病灶清晰度低，对细小病变如粟粒病变和小结节，以及密度较低的病变如早期的炎症、浸润性结核等不能发现。此外，透视不利于动态对照观察。

二、胸部摄片

X线平片是胸部检查的基本和重要手段，应该常规拍摄后前位和侧位胸片，根据需要加摄其他平片。

（一）后前位摄片

应该达到以下几点：①投照位置正确，X 线片或 IP 板大小适当。②摄片应在病人深吸气后摄片，使肺充分充气，对比良好。③曝光条件适当，以能看清 $T_{1~4}$ 椎体及椎间隙，下部胸椎及心后的肺纹理隐约可见为宜。

此外，应注意呼气相摄影的应用。通常先摄常规后前位片，然后摄呼气相片，作为配对比较。用于检查支气管内新生物或异物引起的支气管部分性阻塞所产生的局限性肺气肿。也可用于检查慢支和肺气肿，以显示肺的通气功能和横膈的活动，对轻度肺气肿的诊断有意义。呼气像片也有利于少量气胸的显示，因为呼气的肺透光度减低，而胸腔内气体的透光度不变，从而增加其对比度。

（二）侧位摄片

主要补充后前位摄片的不足，发现后前位没能发现的病变；正侧位相结合才能分析病变在肺内或纵隔内的位置、分布等。

此外，斜位片有利于显示肋骨、胸骨的骨折与病变，以及纵隔、胸膜病变。前弓位片有利于肺尖病灶的显示和右肺中叶不张的诊断。床边照相采用的前后位、侧卧水平方向摄片，往往不利于病变的显示。透视下局部点片可以发现常规摄片不易发现的骨折或被遮盖的病灶。

三、特殊摄影检查

（一）体层摄影

亦称断层或分层摄影。传统的体层摄影已基本淘汰，新的数字化断层融合技术已应用于临床。

（二）高千伏摄影

高千伏摄影是指应用 120 kV 以上的电压摄影。其优点有：①肋骨和胸壁软组织阴影显著变淡，对肺内阴影的遮盖大为减轻。②纵隔结构显示较好，气管和主支气管清楚显示。③肺内阴影对比好，显示较清楚。自细小的结节以至较多较大的阴影均可较好显示，重叠于心后的病灶和被胸水等所掩盖的病灶也可显示。④曝光时间短，肺内阴影受呼吸运动和心脏搏动的影响较小。

此外，放大摄影、荧光缩影等较少应用。

四、支气管造影

目前，CT 尤其多层螺旋 CT 的应用可很好地显示气管及诸级支气管，故支气管造影检查已基本被淘汰。支气管造影的适应证主要有：①明确支气管扩张的诊断；②中央型或肺段型支气管肺癌的确诊；③了解不张肺叶的支气管管腔情况，鉴别炎性或癌性不张；④了解肺内病变与支气管的关系；⑤检查有无支气管先天性变异、肺发育不全或不发育；⑥支气管胸膜瘘。

五、血管造影

血管造影对疾病的诊断和鉴别诊断，可发挥重要作用，但目前 CT 血管成像术（CTA）可部分取代血管造影检查。血管造影的方法不作赘述。其适应证如下。

（一）肺动脉造影适应证

①肺动脉先天性疾患，包括肺动脉发育不全、不发育、狭窄，肺动脉瘤和肺动静脉瘘；②肺静脉先天性畸形，包括肺静脉回流异常和肺静脉曲张；③证实肺动脉栓塞和血栓形成；④评估肺癌手术切除的可能性。

（二）主动脉造影适应证

①主动脉的疾病如主动脉缩窄、主动脉畸形、动脉导管未闭和主动脉瘤；②

纵隔肿块与主动脉瘤或头臂动脉瘤的鉴别诊断；③显示主动脉的异常分支，如肺隔离症。

（三）支气管动脉造影的适应证

①不明原因的反复大咯血，查找扩张的支气管动脉，以利于手术治疗或栓塞；②肺癌的支气管动脉灌注化疗。

（四）上腔静脉造影的适应证

①上腔静脉阻塞综合征；②纵隔肿瘤或肺肿瘤接近上腔静脉者，了解其关系；③估计肺癌的手术可能性。

（五）奇静脉造影的适应证

①估计肺癌的手术可能性；②研究奇静脉扩大的原因。

六、其他检查方法

其他检查方法还有纵隔充气造影、诊断性气胸、诊断性气腹等，已较少应用。

第二节　胸部正常 X 线表现

一、胸廓

胸廓主要包括软组织和骨骼。

（一）软组织

1. 胸大肌

于两肺中部外侧形成密度增高的阴影，下缘常呈斜行曲线，自肺野伸向腋部。

2. 胸锁乳突肌与锁骨上皮肤皱褶

在第 1 肋圈内，二者相连近 90°角。

3. 女性乳房

下缘呈半圆形，边缘较清楚。乳头对称显示。有时乳头可表现外缘清晰，内缘模糊，这是由于乳头贴紧片盒时向外偏移，乳头外缘与片盒间有空隙，在空气的对比下显示外缘清楚。相同部位的胸膜或胸膜外病变，则往往与其相反，内缘清楚，外缘由于失去肺野的对比而轮廓模糊。

4. 伴随阴影

于肺尖部沿着第 1～2 肋骨的下缘，可见到清楚的约 1～2 mm 宽的线条状阴影，称为伴随阴影，它代表胸膜在肺尖部的反折及胸膜外肋骨下的软组织。伴随阴影亦可见于两腋中、下部，位于肋骨内侧，宽 1～2mm，为该处的胸膜反折及胸膜外肋骨下的软组织阴影。

5. 锁骨下动脉阴影

左锁骨下动脉与左第 2 肋骨下缘平行或重叠，边缘多较模糊，终止于腋部。右侧较少显示。

6. 前锯肌影

多见于第 5～9 肋骨的内缘，呈垂直的浅淡影，易误为胸膜肥厚或病变，厚度为数毫米，甚至达 1 cm。但其上下缘逐渐变淡，且与胸膜外的软组织影相延续。

7. 胸膜外脂肪

位于胸膜外胸壁内缘。如脂肪组织积聚较多，则形成挂于肋骨上的翼状阴影。

8. 软组织凹陷影

即胸骨上凹和锁骨上凹。较深的胸骨上凹可呈 U 型或 V 型。

（二）骨骼

1. 肋软骨钙化的特点

肋软骨的钙化在 20 岁以后即可出现。第一肋软骨最先钙化，以后自下部肋软骨起向上依次发生钙化，第 2 肋软骨最后钙化。肋软骨钙化有两种形式：①沿肋软骨上、下缘先出现钙化，然后中间部继续出现钙化，多见于男性；②于肋软骨的中央部开始出现钙化，自肋骨端起呈舌状实心性钙化或呈两条平行的条状钙化，多见于女性。

2. 肋骨的先天性变异（或畸形）和颈肋

肋骨左右共 12 对，自后上向前下走行。中下部肋骨后段的下缘由于伴行的肋间神经和血管使该处骨质较薄，平片显示密度较淡、边缘欠锐利。肋骨前端与肋软骨相连。

（1）肋骨的先天性变异（或畸形）有：①颈肋；②叉状肋（多见于第 3、4 肋骨前端）；③铲状肋；④肋骨联合（多见于第 1、2 肋前端和第 5、6 肋后端）；⑤胸腔内肋骨，为额外肋骨，多见于右侧，需体层或 CT 显示，无病理意义。

此外，肋骨后端 2~3 cm 内，下缘局部浅的切迹没有病理意义。肋骨后部中、外段下缘，1~2 个轻度甚至中度的切迹也可见于少数正常人，均不要误认为主动脉缩窄所引起或其他病理性改变。

（2）颈肋：起源于第 7 颈椎两侧横突，可单侧或两侧出现，走行较垂直。但根据第 7 颈椎的横突向下倾斜，而第 1 胸椎的横突向上倾斜，可以判断颈肋的起源。

3. 锁骨

两侧锁骨与第一前肋相交，且内侧端与胸骨柄形成胸锁关节，外侧端与肩胛骨肩峰形成肩锁关节。锁骨内端下缘有时可见边缘不规则的半圆形凹陷，称为菱形窝，系肋锁韧带（菱形韧带）的附着处。锁骨内端的骨骺于 18～20 岁出现，呈不规则之新月状，不要误认为骨折线。

此外，还应注意观察肩胛骨、胸骨和胸椎的解剖结构和 X 线表现。

二、气管和支气管

（一）气管与主支气管的解剖关系

气管上端起自喉部环状软骨，于第 4～5 胸椎平面分为左右主支气管，全长 10～13 cm，管腔直径为 1.5～2.0 cm。由于气管左侧有主动脉，尤其是老年人，气管的下 1/3 段可轻度向右偏位。右侧主支气管与体轴中线呈 20°～30° 角，左侧主支气管与体轴中线呈 40°～55° 角。两者之夹角为 60°～85° 角，一般小于 90° 角。右侧主支气管长约 2.5 cm，左侧主支气管长约 5.0 cm。

（二）支气管的分支序列、中间支气管

支气管的分支可达 23～25 级，大体序列如下：气管→主支气管（一级支气管）→肺叶支气管（二级）→肺段支气管（三级）→肺亚段支气管（四级）→肺小叶支气管→末梢细支气管（亦称终末细支气管）→一、二、三级呼吸性细支气管→肺泡管→肺泡囊→肺泡。

右上叶支气管开口至右中叶支气管开口的一段支气管为右主支气管的直接延续，不属于中叶，也不属于下叶，故称为中间支气管。它长约 2～3 cm。

每支肺叶、肺段支气管支配相应的肺叶和肺段。后段和前段支气管的腋分支，共同支配上叶腋部，构成所谓腋亚段。支气管的分支尤其段支气管的分支存在着许多变异。

三、肺叶、肺段、副叶和肺小叶

（一）肺实质、肺间质

具有气体交换功能的腺泡，包括一、二、三级呼吸性细支气管、肺泡管、肺泡囊、肺泡称为肺实质。支气管、血管、淋巴管周围和小叶之间的疏松结缔组织，以及支气管、血管、淋巴管及肺泡壁的胶原纤维、弹力纤维及嗜银纤维统称为肺间质。

（二）肺野

纵隔两侧均匀一致的透亮区称为肺野。通常分为上、中、下肺野。锁骨以上为肺尖。锁骨以下至第二肋骨前端的下缘称锁骨下区。肺尖与锁骨下区合称为肺上野。由此至第四前肋下缘水平为中野。中野以下为肺下野。肺的最下面靠近膈肌的部分称为肺底。此外，肺野纵行分为 3 部分，内 1/3 为内带，中 1/3 为中带，外 1/3 为外带。

（三）肺叶

右肺分为上、中、下 3 叶。左肺分为上、下两叶（左肺上叶相当于右肺上、中叶之和）。各叶之间都有叶间胸膜分隔，称为叶间裂。

（四）肺的副叶

额外的胸膜裂（副裂）深入肺段之间，把肺段部分地或完全与其他肺段分隔开来，形成了副叶，有资料统计高达 50%。副裂可很浅，亦可伸入达肺门。常见的副叶有如下 4 个。

1. 奇叶

系胚胎发育时奇静脉异常移行，将右肺上叶于肺尖处分隔成为两个部分，并使局部的脏壁层胸膜随之陷入，上肺叶的内侧部分即为奇叶。其大小随奇静脉的位置而异。奇副裂由两层脏层、两层壁层胸膜构成，由右肺尖部向内、向下达肺门，终点呈一倒置的逗点状。奇叶发生率约为 0.5%。

2. 下副叶

亦称为心后叶，系由下叶内基底段形成，下副裂呈弧形，起自膈面由外下方行至内上方。下副叶呈尖端指向肺门的楔形，为支气管扩张和先天性肺囊肿的好发部位。下副叶右侧多见，发生率约为 30%。

3. 后副叶

系由下叶背段形成，多见于右侧。后副裂似为水平裂向后延伸而成。

4. 左中副叶

相当于右肺中叶。左横副裂把舌叶与上叶其他部分分隔成为独立的肺叶，即左中副叶。发生率约为 8%。

（五）　肺段

右肺有 10 个肺段，左肺有 8 个肺段。每个肺段有其相应名称的单独支气管。肺段之间正常情况下没有清楚的边界，无胸膜分隔。只有在病理情况下形成实变或不张时，才能看清楚边界。肺段通常呈圆锥状，尖端指向肺门，底部向着肺周。各肺段命名如下。

1. 右肺

①上叶：S_1（尖段）、S_2（后段）、S_3（前段）；②中叶：S_4（外段）、S_5（内段）；③下叶：S_6（背段亦称为上段）、S_7（内底段）、S_8（前底段）、S_9（外底段）、S_{10}（后底段）。

2. 左肺

①上叶上部：S_{1+2}（尖后段）、S_3（前段）。②上叶舌部：S_4（上舌段）、S_5

（下舌段）。③下叶：S_6（背段，亦称为上段）、S_{7+8}（前内底段）、S_9（外底段）、S_{10}（后底段）。

（六）肺小叶、腺泡

每个肺叶由 50~80 个肺小叶组成。每个肺小叶之间，由结缔组织、血管、淋巴管及神经纤维构成小叶间隔。肺小叶呈锥形的多面体，（成人）底部 1 cm 左右，高约 1 cm，近肺外围者可高达 2~3 cm。每个肺小叶中部有一支小叶支气管，小叶动脉伴随小叶支气管进入肺小叶。小叶很少作为一个基本单位在 X 线上显示。每支肺小叶支气管又分出 3~5 支末梢细支气管。末梢细支气管继续分出几组一、二、三级呼吸性细支气管，以后再分为肺泡管、肺泡囊、肺泡。从一、二、三级呼吸性细支气管开始直至肺泡称为肺腺泡或呼吸小叶，其直径 4~6 mm，是 X 线病理改变的基本单位。所以，每个肺小叶由 3~5 支末梢细支气管及其远端所续的多个腺泡（或呼吸小叶）组成。

肺泡与肺泡之间有交通孔，直径约 10~15 μm 称肺泡小孔（Kohn 孔）。另外，兰伯特（Lambert）还描述了肺泡与大于末梢细支气管的细支气管间还存在着通道，称为 Lambert 管。以上两者具有肺组织间侧支通气作用，可防止发生肺不张，但也是病变扩散的通路。

四、叶间裂

左右两侧胸膜腔是分隔独立的。正常胸膜一般不能显影，只有在胸膜反折部或具有纵深的胸膜层，且当它们与投照的 X 线呈切线位时才能显影，如叶间裂、副裂、伴随阴影、前纵隔线和后纵隔线等。

右肺有两个叶间裂，即主裂（斜裂）与横裂（水平裂）。主裂在侧位胸片上易于显示，它的起点约与第五肋骨的后端同高，向前下多在前肋膈角后方 2~3 cm 处与膈相交，很少止于前肋膈角。侧位示横裂始于主裂的中部，向前并略向下，止于前胸壁；正位则始于肺门的中点，水平向外达侧胸壁，水平裂内侧端较固定，外侧端偏上或偏下差别1~2个肋间隙。左肺通常只有主裂（斜裂）。左肺的斜裂后端起点约在第四后肋端水平，前下端较右侧偏后。

（1）斜裂约有半数不完整：有人报告右侧斜裂上半部70%分隔不完全，下半部47%分隔不完全。左侧斜裂上半部40%分隔不完全，下半部46%分隔不完全。水平裂分隔不完整更为常见，通常不到达肺的纵隔面，分隔不完整者达94%。分隔不完全的叶间胸膜距离纵隔面和肺门的距离不等，浅的可仅自肺的表面进入1~2 cm。在分隔不完全的部位两肺叶之间的肺组织相互密切沟通。

（2）侧位片鉴别左、右斜裂的方法：①与横裂交接的斜裂为右侧；②根据与斜裂下端交接的横膈面为何侧来判断斜裂。

（3）于后前位胸片上有时可见一线条影。自横裂的邻近向下与侧胸壁平行达膈面，称垂直裂线。此线条影代表斜裂的前外侧部转弯或移位，与投照X线平行所形成。可见于正常人，但更多出现于心脏扩大、肺和胸膜的病变。

（4）后前位胸片上于下叶背段的上外侧部，上外侧斜裂可形成斜行弧形影。其高度左侧平第四后肋，右侧平第五后肋，并向下延伸达第六后肋。

五、肺纹理、肺动脉和肺静脉

肺纹理是由肺血管、支气管及淋巴管的阴影所组成，其中主要是肺血管的分支影像，故亦称为肺血管纹理，呈树枝状分布。肺动脉影像密度高，分支均匀，逐渐变细，分支角呈锐角。肺静脉较粗大，分支角比动脉大。正常支气管和淋巴管不显影。胸部正位片上，下部肺纹理较上部者粗。右下肺内带纹理较粗大而不锐利，呈水平方向走行，是下肺静脉的投影。肺动脉和肺静脉还是构成肺门的主要结构。

（一）肺动脉

1. 右肺动脉

分为右肺上叶、中叶和下叶肺动脉。右上叶肺动脉与右中叶肺动脉之间的一段动脉称为右肺叶间动脉。①右上叶肺动脉：可有 1~4 支，多为 2~3 支。右肺动脉入肺门后立即分出右肺上叶动脉（前干），在上叶支气管之前又分为尖段动脉（1~3 支）和前段动脉（1~4 支）。后段动脉（1~3 支）17.3%发自前干，42%发自前干和升动脉，40.7%发自升动脉。升动脉（后回归动脉）发自叶间动脉，81%分布于后段。②右中叶肺动脉：叶间肺动脉至中间支气管的右侧又分出 1~3 支（多为 2 支）中叶肺动脉，分为外段动脉和内段动脉。③右下叶肺动脉：可有 3~8 支（多为 4~6 支），肺段动脉的分支类型复杂。肺动脉转向右下叶支气管的外后方分出下叶背（上）段动脉，然后向下称为基底动脉干，再由其分出各底段动脉。

2. 左肺动脉

左肺动脉跨越左主支气管向后，绕到上叶支气管后方，称为左肺动脉弓。再向下易名为左肺下叶动脉（故舌动脉干属左肺下叶动脉的分支）。①左上叶肺动脉：不形成总干，均是些短小的分支。尖后段动脉（以 2 支居多）和前段动脉（多为 1 支）发自左肺动脉弓。②舌动脉干：由左下叶肺动脉在斜裂处发出舌动脉干（多为 1 支），再由其分出上、下舌段动脉。③左下叶肺动脉：在上叶支气管的后方向下行走，其后上方的分支是背（上）段动脉（以单干 2 分支型多见，在舌动脉干稍上方发出），再向下分为各底段动脉。

（二）肺静脉

肺静脉有段内支和段间支两种属支。段内支常行于亚段间或更细支气管间；段间支行于肺段之间，引流相邻两肺段的静脉血。两肺的静脉最后汇集成 4 条肺静脉，均位于肺根的前下部，从两侧穿过心包进入左心房。

六、支气管动脉和支气管静脉

（一）支气管动脉

正常解剖变异较大，可起自胸部降主动脉的前壁相当于第4~8胸椎的任何水平，但多位于第5~6胸椎水平，亦可起自肋间动脉或胸主动脉的其他分支。一侧肺的支气管动脉可为1~4支。右侧支气管动脉通常起源于肋间动脉。左侧支气管动脉均直接起源于降主动脉，从不发自肋间动脉。

（二）支气管静脉

分为外围和中央两部分。①外围支气管静脉网起自呼吸性细支气管，沿支气管向肺门方向行走，通过与肺静脉的广泛侧支吻合，大多数肺内的支气管静脉流入肺静脉。亦有人认为支气管静脉可汇合成数支较大的支气管静脉，到达肺门时左右两肺各集合成一支总的支气管静脉注入靠近左房的肺静脉。②中央部位的支气管静脉，包括主支气管、肺叶支气管和纵隔的静脉集合成数条支气管静脉注入奇静脉或半奇静脉，流入右房。

七、肺门

肺门又称为肺根，是肺与纵隔的通道，由支气管、血管、淋巴组织及神经所构成。其中尤以肺动脉最为重要，肺静脉次之。

肺动、静脉与支气管在肺门排列关系如下：右侧肺门由上至下为支气管、肺动脉、肺静脉；左侧肺门由上至下为肺动脉、支气管、肺静脉。从前向后右侧为右上肺静脉干、右下肺动脉、中间支气管、右下肺静脉干；左侧为左肺静脉干、左下叶支气管、左肺动脉干。

总之，肺门包括左右主支气管、叶支气管、段支气管及伴行的肺动脉和肺静脉，占据肺内带。

（一）右肺门

分为上下两部：①上部约占 1/3，由上肺静脉、上肺动脉及发自叶间动脉的升动脉构成。其中，右上静脉构成上部的外缘。右上肺静脉干是右肺门上部的主要成分。②下部约占 2/3，由右下肺动脉干构成。右肺门上下两部之间的夹角称为右肺门角。

（二）左肺门

分为上下两部：①上部由左肺动脉弓及其尖后支和前支，以及上肺静脉的尖后静脉和前静脉所构成。②下部由左下肺动脉构成。左上叶支气管为上、下两部的分界。左侧上叶肺静脉与下叶肺动脉的交叉角称为左肺门角，但通常不如右侧明显。一般左肺门比右肺门高 1~2 cm。

（三）侧位胸片肺门影的 X 线解剖与测量

通常右肺门较左肺门稍靠前方。侧位肺门影近似椭圆形，大多居第 6~7 胸椎之前，位于胸腔中部，前后径平均为 4.2 cm。①右上肺静脉干和右下肺动脉干近段组成侧位肺门影的前部，呈竖直的梭形、卵圆形或前凸的半球形影，前后径平均为 2.1 cm，上下径平均为 5.0 cm。②左肺动脉弓呈弓形致密影，骑跨在左上叶支气管断面上，组成侧位肺门影的上缘，上下径平均为 2.1 cm。右上叶支气管断面位于左上叶支气管断面上方，与左肺动脉弓重叠。③左下肺动脉干续于左肺动脉弓向后下沿左下叶支气管后壁走行，组成侧位肺门影的后部，前后径约为 1.1 cm。④左上叶支气管断面显示为圆形或椭圆形透亮区，位于左肺动脉弓影之下。在左上叶支气管断面的下方，为含气的中间支气管和左下叶支气管，三者构成侧位肺门影的中心。此区较为清晰，衬托出前面的右下肺动脉干后缘和后面的左下肺动脉干前缘。

八、胸部的淋巴系统

对胸部淋巴结的分区（组），目前国际上多采用美国胸科学会（ATS）的分法。

（一）胸壁淋巴结

胸壁淋巴结包括胸骨淋巴结和肋间淋巴结。①胸骨淋巴结：亦称为内乳淋巴结。位于胸骨后两旁，从中线向外 5 cm 范围内，沿胸廓内动脉分布，约有 4~8 个淋巴结，通常小于 5 cm。接受上腹部、横膈、前胸壁、乳房内侧的淋巴引流。其输出管引流入前上纵隔淋巴结、颈深部淋巴结。右侧最后引流入右淋巴导管或支气管纵隔干。左侧最后流入胸导管。②肋间淋巴结：分为外、内两组。接受胸壁肋骨部的淋巴引流。输出管上部引流入后纵隔淋巴结或胸导管，下部经膈主动脉裂孔流入乳糜池。

（二）横膈淋巴结

横膈淋巴结可分为前、中、后 3 组。①前组：位于剑突后，接受来自肝脏的淋巴引流及横膈前部的淋巴引流。其输出管引流入胸骨淋巴结。②中组：接受横膈的淋巴引流及来自肝脏的淋巴引流。其输出管引流入后纵隔淋巴结。③后组：位于脊柱旁膈肌上，连接腰椎和后纵隔淋巴结。

（三）纵隔淋巴结

纵隔淋巴结可分为前、中、后 3 组。

1. 前纵隔淋巴结

分为上、下两组。①下组淋巴结约 3~4 个，位于前下纵隔，接受前下纵隔、横膈及肝脏的淋巴引流。其输出管引流入前纵隔上组淋巴结。②上组淋巴结约 8

~19 个，也称血管前淋巴结。这组淋巴结接受来自纵隔、心包、心脏、胸腺、甲状腺、前纵隔下组淋巴结、胸骨淋巴结、肺门前淋巴结的淋巴引流。其输出管引流入支气管纵隔干或胸导管。

2. 后纵隔淋巴结

约 8~12 个，沿降主动脉和食管分布。它们接受食管、心包、横膈后部和直接来自肺下叶的淋巴引流。其输出管引流入胸导管、支气管纵隔干。

3. 中纵隔淋巴结

接受来自两肺和纵隔的淋巴引流。其输出管右侧引流入支气管纵隔干，左侧引流入胸导管。中纵隔淋巴结分为 3 组。①气管旁组淋巴结：分布于气管两旁，右侧较左侧多。以主动脉弓上缘水平线分为上、下两组，下组淋巴结通常较上组大。②气管支气管组淋巴结：分布于气管和两侧主支气管交接处。右侧较左侧多，且较左侧大。右侧有 5 个；左侧有 3~6 个，且居于主动脉弓下，亦称为主动脉窗淋巴结，与喉返神经关系密切。气管支气管组淋巴结接受气管和支气管周围组织的淋巴引流及肺门、隆突下淋巴结的引流，同气管旁、前后纵隔淋巴结有密切联系。右侧输出管引流入支气管纵隔干，左侧输出管引流入胸导管。③隆突下组淋巴结：位于气管隆突和两侧主支气管下，接受来自两侧肺门淋巴结、前后纵隔淋巴结、心脏、心包、食管等的淋巴引流。其输出管引流入右侧气管支气管组淋巴结。所以，左肺中、下区的淋巴引流常可以通过隆突下淋巴结到达右气管支气管淋巴结。

（四）肺门淋巴结和肺组织的淋巴引流

支气管肺组淋巴结又称为肺门淋巴结。其数量很多，位于两侧肺门支气管分叉之间和肺动、静脉之间。其淋巴结可到达肺亚段支气管，再往外是否有淋巴结尚有疑问。它们接受来自两肺各叶和脏层胸膜的淋巴引流。输出管引流入气管支气管和隆突下淋巴结。

肺组织的淋巴引流，自脏层胸膜下、肺泡管、呼吸性细支气管开始形成淋巴管网，沿着小叶间隔、支气管、肺静脉的周围，自肺的浅表向肺的深部，并自肺的外围向肺门方向引流。两肺的淋巴分布可分为上、中、下3区。

1. 右肺上区

上叶的前内侧部，引流至右侧上部支气管肺淋巴结、右气管支气管淋巴结、右气管旁淋巴结、右前纵隔血管前淋巴结。

2. 右肺中区

上叶的后外侧部、中叶及下叶的上部，引流至右中部支气管肺淋巴结、右气管支气管淋巴结、右气管旁淋巴结及隆突下淋巴结。

3. 右肺下区

下叶基底部，引流至右下部支气管肺淋巴结、隆突下淋巴结及后纵隔淋巴结。

4. 左肺上区

上叶的上部，引流至左上部支气管肺组淋巴结、左气管支气管淋巴结、左气管旁淋巴结及左前纵隔的血管前淋巴结。

5. 左肺中区

上叶的下部及下叶的上部，主要引流至左中部支气管肺淋巴结、隆突下淋巴结，其次引流至左气管旁淋巴结及前纵隔淋巴结。

6. 左肺下区

下叶的下部，引流至左下部支气管肺淋巴结、隆突下及后纵隔淋巴结。

在纵隔不同部位淋巴结数量和大小有差异，如头臂静脉区域可<5 mm，而在主-肺动脉窗、气管前、下气管旁、隆突下通常为6~10 mm，正常人心包旁极少

能发现淋巴结。在亚段支气管尚有淋巴结，向外是否有淋巴结尚有疑问。

淋巴结的测量以短径为标准。如≥1.5 cm可考虑为病理性，≤1 cm可考虑为正常，而在1.1~1.4 cm之间则不能确定是否为异常。>2.0 cm时恶性相对常见。

此外，正常腋窝淋巴结可含脂肪，甚至形成一个有包囊的、淋巴组织萎缩的肿大淋巴结。含脂肪者明显大于不含脂肪者，最大者长径可达3.5 cm，故腋窝者以大小判断有无转移或良、恶性并不可靠。

九、胸膜、胸膜腔和胸腔

胸膜是一层光滑的浆膜，覆盖于胸壁内层、膈上面、纵隔侧面和肺表面。胸膜可分为互相移行的脏、壁两层。其中紧贴肺表面的部分称脏胸膜，而衬贴在胸壁内面、膈上面和纵隔两侧的部分称壁胸膜。胸膜腔是由脏、壁两层胸膜在肺周围形成的密闭潜在腔隙。左右互不相通，内有少量浆液，由壁层胸膜产生，脏层胸膜吸收。胸腔由胸廓与膈围成。胸腔内容为3部分，即左右两侧为胸膜腔和肺，中间为纵隔占据。

（一）胸椎旁线

又称为脊柱旁线。过度曝光的胸正位片上，于胸椎左缘与降主动脉外缘之间，起自主动脉弓下，下抵于膈与胸椎外缘平行的线条影，为胸膜在降主动脉后的反褶所致。

（二）前纵隔线

上端起自气管的下端，垂直下行呈5~6 cm长、1~2 mm宽的线条阴影，由胸骨体后左、右肺的脏、壁层胸膜及少量结缔组织互相靠近形成。

（三）后纵隔线

上段后纵隔线较常见，位于主动脉弓上缘，为一凸向左重叠于气管上的浅弧

状细线条影。下段后纵隔线很少见，

重叠于心影上，下端上于膈，凸向右侧。后纵隔线由食管后的两肺脏、壁层胸膜及结缔组织互相贴近所形成。

（四）食管胸膜线

位置与后纵隔线相似，亦分为上、下两段，但较后纵隔线宽，约 3~5 mm，若超过 5 mm 则提示食管壁增厚。该线由右肺胸膜与食管右侧壁所形成。

十、纵隔

纵隔位于两肺的中间，前为胸骨，后为脊柱，上自胸廓入口，下至膈。主要由心脏、大血管、气管、食管、淋巴组织、胸膜、神经及结缔组织构成。

（一）纵隔的分区及 X 线正位片纵隔左右缘的组成

1. 纵隔的分区

国内外均无统一意见。荣独山将其分为九区，其划分方法如下：在侧位胸片上，将纵隔分为前、中、后及上、中、下，画线后即成 9 个区。前纵隔位于胸骨之后，心脏、升主动脉和气管之前，呈狭长的倒置三角形；中纵隔相当于心脏、主动脉弓、气管和肺门所占据的范围，食管前缘为中后纵隔的分界线；食管及食管以后为后纵隔。自胸骨柄、体交界点至第 4 胸椎体下缘之横线为界，横线以上为上纵隔；自胸骨体的第 4 前肋端水平至第 8 胸椎体下缘之横线作为中、下纵隔之分界。

2. 纵隔的右缘

右心房以上由上腔静脉和头臂静脉所组成。右肺尖内缘相当于第 2、3 后肋间隙处，为右锁骨下动脉所形成。在老年人则因主动脉弓延长迂曲而组成右上纵隔边缘的一部分。右心膈角处有时可见下腔静脉的影像。

3. 纵隔左缘

由膈向上依次为左心室、左心耳、左肺动脉、主动脉结，主动脉弓以上主要为左锁骨下动脉的影像。

4. 主动脉乳头

主动脉结的左侧边缘上，可见一小的半圆形阴影呈乳头状，称为主动脉乳头。它代表由左侧第2、3、4肋间静脉所组成的左上肋间静脉，自后向前进入左侧头臂静脉前，紧靠主动脉左缘所形成的阴影。它可位于主动脉结的上缘、左缘及左下缘。其直径可达4.5 mm，>4.5 mm 为异常。

（二）胸腺生理性肥大及其鉴别诊断

1岁以下的婴儿比较容易看到胸腺，系生理现象，如有感染、发热、过度疲劳或应用激素后均可使胸腺缩小，在恢复健康或停用激素后，体积又恢复原状，或可更大。2岁以上纵隔生长较胸腺快，所以较少看到。4~5岁儿童偶见胸腺增大者。15岁以后胸腺基本上开始逐渐被脂肪组织所代替，正侧位胸片均不再显示。新生儿于隆突水平（T_3椎体中部）纵隔宽度>3 cm，对判断胸腺存在有一定价值，否则有胸腺发育缺陷的可能。

1. 胸腺生理性肥大

胸腺生理性肥大形态如下：①帆形：呈直角三角形，下端与纵隔成角，称船帆征，根据向肺野突出程度分为Ⅰ、Ⅱ、Ⅲ级。船帆征是胸腺增大的典型X线表现。②圆形：与心缘构成两个不匀称的圆形突出，二者分界不清。③弧形：似心影增大。④锥形。⑤波浪形。⑥增宽形：一侧或两侧纵隔增宽。⑦不对称形：两侧纵隔形态不对称，左侧帆影居多，右侧以圆、弧、锥形为主。较大的胸腺可达前纵隔中下部。

胸腺萎缩后重新出现增大称为胸腺反跳，多见于血液病或严重感染患儿治疗后，反映机体免疫力的恢复。

2. 胸腺肥大与心脏增大等疾病的鉴别

小儿胸腺质地柔软，富有弹性。其大小和形状可随呼吸运动而改变，呼气时向肺野突出，吸气时恢复原有大小，有利于胸腺增大的诊断。①注意与心影间的切迹，侧位心脏后缘不超越椎体前缘可排除心脏增大；②有时类似完全性肺静脉异位引流的"8"字形心影，鉴别依靠肺血管无充血，侧位球形影位于前上纵隔，而非位于气管前方；③IE级帆形胸腺可类似右上大叶性肺炎，大叶性肺炎有支气管充气征为其特点，而胸腺影内能找到正常肺血管影，其次结合胸腺位于前上纵隔可资鉴别。

（三）胸骨后软组织影、胸骨后线

（1）在侧位胸片上，胸骨体的中下段后方，可见到厚度不同的软组织影，自上向下逐渐增宽，直达前肋膈角区，此阴影称为胸骨后软组织影，其厚度平均值约为 2.67 mm，最厚可达到 6.8 mm。

（2）在胸骨后软组织影的后缘可见一清楚的线条影称胸骨后线。由于心脏偏左，以及心脏水平胸骨后不同程度的脂肪组织等，使左肺向左向后偏移，该处的胸膜反折离开胸骨的前胸壁，在侧位片上形成胸骨后线。

（四）右侧气管旁带、后气管带及气管食管带

（1）后前位胸片上，在气管内空气柱与右肺之间的带状阴影称为右侧气管旁带。它包括：①气管壁；②纵隔结缔组织及其内容，特别是淋巴结；③纵隔胸膜。其宽度（在距离奇静脉上缘以上 2 cm 处测量）为 4 mm 以下，超过 5 mm 为异常。

（2）在侧位胸片上，可见气管后壁自胸廓入口至隆突水平处有宽度一致的均匀带状阴影，称为后气管带。它由气管后壁和壁、脏层胸膜构成，厚度约为 3

mm，少数达 4 mm。

（3）在侧位胸片上，气管后壁与充气状态下的食管前壁之间可形成一轮廓清楚的条状影，称为气管食管带。它由气管后壁、食管前壁和两者之间的脂肪组织所组成，厚度约为 3 mm。

（五）气管后间隙和主、肺动脉窗

（1）气管后间隙是一个透亮的三角形区域，见于侧位胸片，前缘以后气管带为界，后缘和上缘以胸椎为界，下缘则以主动脉弓为界，其内含有食管、胸导管、迷走神经及左侧喉返神经、淋巴结及脂肪组织等。

（2）主、肺动脉窗位于主动脉弓与肺动脉之间（和循环系统的主动脉窗非同一概念）。主、肺动脉窗内含有结缔组织、脂肪、淋巴结、迷走神经和左侧喉返神经。此窗外侧面为纵隔胸膜，内侧面为气管和食管。

（六）奇静脉、奇静脉弓、奇静脉食管隐窝、食管胸膜隐窝

右腰升静脉向上延续，穿横膈主动脉裂孔后即为奇静脉。于第 8~9 胸椎平面接受半奇静脉，至第 4~5 胸椎平面时直径可达 1 cm 以上，在此向前跨过气管、右主支气管角处向前注入上腔静脉。自转弯处向前至其末端，形似主动脉弓，称为奇静脉弓。

后前位胸片上，在右气管支气管角处的奇静脉影的宽径约为右主支气管横径的 1/3，一般<10 mm，其中妊娠妇女的<15 mm，卧位较立位宽。妊娠妇女、右心衰竭、门静脉高压、布-加综合征均可使奇静脉扩张。

食管主要位于奇静脉之前。在奇静脉与食管之间一小间隙有肺组织突入，称之为奇静脉食管隐窝。它与后纵隔线下段的形成有关。

奇静脉弓以上食管后方有一个小间隙凹入称食管胸膜隐窝，它与后纵隔线上段的形成有关。

第三节　呼吸系统病变的 X 线表现

所谓病变的基本 X 线表现，即指不同病因的疾病在其发展过程中出现的具有共性的、规律性的 X 线表现。

从宏观上讲，肺实质病变主要侵及肺泡腔，以肺泡、腺泡（呈花蕾状）、小叶乃至大叶的分布方式存在；以肺间质病变为主的病变表现为条索状、网状、蜂窝状以及较广泛的小颗粒状阴影。有时网状阴影与颗粒状阴影同时存在。

一、气管和支气管病变

（一）气管腔内软组织肿物

可呈息肉状、结节状和肿块状。①良性者边缘光滑，多在 2 cm 以下。可见于乳头状囊腺瘤、纤维瘤、平滑肌瘤、错构瘤和软骨瘤等。②恶性者边缘光滑或不光滑，基底部较宽。③黏液栓呈条状、分支状高密度，咳嗽后消失。

（二）气管、支气管狭窄和阻塞

①局限性：多为肿瘤，恶性者引起管壁增厚。②弥漫性：可累及气管、主支气管、肺叶和肺段支气管，见于复发性多发性软骨炎、支气管结核、肺淀粉样变等。阻塞的原因可为腔内阻塞和腔外压迫，腔内原因除肿瘤外还有异物、分泌物、凝血块、肉芽组织、水肿、痉挛性收缩等；腔外病变压迫常见于肿大的淋巴结、肿瘤等。不完全阻塞可引起局限性、一侧性、两侧性肺气肿；完全阻塞可引起一侧性不张及肺叶、肺段、肺小叶不张。

（三）气管、支气管管壁增厚

正常气管、主支气管的管壁厚度为 1 mm 左右。恶性肿瘤常为局限性、环形增厚合并管腔狭窄、阻塞和管外肿块。复发性多发性软骨炎增厚广泛。

（四）气管、支气管管腔增宽

正常气管管腔宽度为 15~20 mm，男性平均 19.5 mm，女性平均 17.5 mm。主支气管宽度右侧平均为 15.3 mm，左侧为 13.0 mm。巨气管支气管症可使气管及左、右主支气管增宽。肺段以下支气管腔增宽见于支气管扩张症。

二、肺实质的实变

肺实质的实变，是指肺泡内的空气被病理性物质所代替。这些病理物质可以是炎性渗出物、血液、水肿液，也可以是增生的肉芽组织等。感染、肺水肿、结缔组织疾病、肿瘤、梗死和外伤等可引起肺实变。

炎性渗出液所引起的实变，由于渗出液可以通过肺泡孔向邻近肺泡蔓延，因此病变区与正常肺组织间并无截然分界，呈相互移行状态，表现为大片状、小片状模糊影，亦可以表现以叶间胸膜为界的全叶性实变。以浆液渗出为主的肺炎密度较低；以脓性渗出为主的肺炎密度较高；以纤维素性渗出的肺炎密度最高。渗出性病变吸收过程中，失去均匀致密的特点。肺出血和肺泡性肺水肿所形成的实变形态与肺炎相似，但其变化较急性肺炎更快，适当处理可在数小时或 1~2 日内完全消失。肉芽组织增生引起的实变在病理上局部以巨噬细胞增生为主，形成境界清楚的肉芽肿，主要见于结核、真菌、寄生虫等。病变多呈腺泡结节状，没有融合趋势。

炎性渗出常自肺野外围向肺门方向扩展。当病变扩展至肺门附近时，则较大的含气支气管与实变的肺组织常形成对比，在实变的阴影中可见到含气的支气管影，称为空气支气管征。

三、肺钙化病变

钙化一般发生于退行性变性坏死的组织内。为组织遭受破坏时，局部有较多的脂肪酸分解出来，导致酸碱度的变化，从而使钙离子以磷酸钙或碳酸钙的形式沉积下来。钙磷代谢障碍引起血钙增高，亦可在肺内发生病理性钙质沉着。

钙化最多见于肉芽肿性病变（如结核、真菌病），还可见于肺癌、肺转移瘤。以钙化为影像学特征的疾病有肺泡微石症、原发或继发性甲状旁腺功能亢进症、摄钙量过多、维生素 D 中毒等。含铁血黄素沉着及硅肺出现较弥漫的肺内钙化样高密度灶，应注意鉴别。乙胺碘呋酮用药量过大亦可出现钙化样高密度灶，此时肝、脾密度亦常增加有助于鉴别。

钙化的形态多种多样，如层状、细颗粒状、结节状或无定形。在病灶中的部位亦各不相同。

四、肺空洞与空腔

（一）空洞

是部分肺组织坏死液化经引流支气管排出所致。

1. 空洞壁的分层

①虫蚀样空洞：洞壁由坏死组织所组成。②有壁空洞：洞壁主要由坏死组织、肉芽组织、纤维组织及薄层不张的肺组织所构成。如活动性肺结核洞壁由干酪坏死组织、肉芽组织及纤维组织所构成，在稳定期主要由纤维组织所构成。脓肿壁由坏死组织、肉芽组织及纤维组织所构成。癌性空洞壁由坏死组织、肿瘤组织及薄层不张的肺组织所构成。

2. 空洞的影像学分类

可分为 3 类：①虫蚀样空洞：又称为无壁空洞。是大片坏死组织内产生的空洞，常多发。洞壁不规则，如虫蚀样，由坏死组织形成。见于干酪性肺炎。②薄壁空洞：洞壁薄，约为 2~3 mm 以下。空洞多呈圆形，界限清晰，内壁光滑，一一般无液平面，周围很少实变影。多为发生时间较久的空洞，常见于肺结核。③厚壁空洞：洞壁厚约 3 mm 以上，形状不规则。空洞周围常有密度增高的实变区；内壁可凹凸不平，也可光滑整齐。多为新形成的空洞，见于肺脓肿、肺结核及肺癌。结核性者洞内多无或仅有少量液平面，而肺脓肿空洞内多有较明显的液平面。癌肿内壁呈结节状凹凸不平。

X 线下分析空洞时应注意：空洞的多少、大小、内缘、外缘、壁厚、内容物、周围组织改变、有无引流支气管、肺门的改变、胸膜的改变、动态变化等。如空洞直径<3 cm 者炎性病变多，>3 cm 的多是肿瘤；壁厚<4 mm 者常为良性病变，>15 mm 者多为恶性病变；引流支气管多见于肺结核；多发性空洞可见于血源性脓肿、转移瘤、淋巴瘤、肺结核等。

（二）空腔

是肺的生理性腔隙呈病理性扩大所致，如肺大疱、含气肺囊肿及肺气囊等。空腔的壁较空洞薄，一般在 1 mm 以下；一般无腔内液体，周围多无实变，但继发感染或由于感染性病变所致的空腔例外。

五、肺结节和肿块

肺部的孤立结节和肿块较常见，结节系指病灶直径≤3 cm 的病灶，但常统称为肿块。按其病因病理可分为两类：①瘤性肿块：分为原发和继发两种。原发又分为良性和恶性肿瘤；继发性多由血行转移而来。②非瘤性肿块：多见于炎性假瘤、结核瘤、肺内囊性病变、血管性病变等。

影像学在分析块状病变时应注意：肿块的大小、位置和分布、数目、形态、密度、边缘、周围肺野的表现，以及有无空洞、引流支气管、钙化、淋巴结增大及邻近胸膜改变等。尤其注意有无空泡征、结节征、边缘分叶征、毛刺征、胸膜凹陷征、血管集聚征等肺癌的表现。

高分辨率 CT（HRCT）的结节是指局限性、大小不等的圆形致密影。依结节大小分为大结节（>1 cm）、小结节（<1 cm）和微结节（≤0.7 cm），亦有以<0.3 cm 者称为微结节。也可按结节边缘清楚、模糊或按结节位置（如随机分布、淋巴管周围分布、小叶中心分布）分类。

六、肺纤维性病变

按病因分为特发性、继发性和囊性纤维化。肺的纤维性病变可分为局限性和弥漫性两类，有 3 种基本 X 线表现。

（1）范围较小的纤维性病变可表现为较为局限的索条状阴影，密度高、僵直。多见于肺结核与慢性炎症。

（2）病变被纤维组织代替后，收缩形成密度高、边缘清楚的块状高密度灶。如病变范围大，累及 1~2 个肺叶，可使部分肺组织发生瘢痕性膨胀不全而形成大片状高密度灶，密度可不均匀；其内可见密度更高的索条状影及低密度的支气管扩张影。周围器官被牵拉移位。多见于慢性肺结核和硅肺。

（3）弥漫性纤维性病变可广泛发生于肺间质内，表现为紊乱的索条状、网状或蜂窝状影。如为肉芽肿或尘肺等引起的肺纤维化，可表现为在网状阴影的背景上有许多弥散的颗粒状或细小的结节状阴影称为网状结节病变。多见于尘肺及慢性间质性肺炎。弥漫性纤维性病变以 CT 尤其 HRCT 检查为优，可见小叶核心增大及小叶内间质增粗、小叶间隔增厚、肺长线影、胸膜下线、支气管血管束异常、蜂窝状影像、牵拉性支气管扩张、磨玻璃密度影、肺间质性结节。

七、肺门病变

（一）肺门阴影增大

其原因很多，主要为：①肺门淋巴结增大：最常见者为淋巴结结核，多为单侧。其次为恶性淋巴瘤、结节病、转移瘤等，可为双侧，并常伴有纵隔淋巴结增大。病毒性肺炎、真菌感染等均可有肺门淋巴结增大。②血管扩张性肺门增大：如二尖瓣狭窄及各种左向右分流的先心病。③支气管壁显著增厚引起的肺门增大：常见于中心型肺癌。在日常工作中易将纵隔和肺内病变与肺门影重叠而误认为肺门影增大，结合侧位片多可鉴别。

肺门淋巴结增大主要从以下 3 方面判断：①肺门的结构和密度：构成肺门的阴影主要成分是血管影，呈条纹状影。淋巴结增大时，其所在部位条纹状结构不清，甚至不能辨认，局部密度增高。②肺门的形态：淋巴结增大时可见血管的边缘出现局限性凸起，使血管边缘失去其正常的连续性，使肺门角消失。③肺门影增大。

（二）肺门阴影缩小

一般指肺门的血管变细而言。常见于先天性肺血减少的心脏病，如法洛四联症、三尖瓣闭锁、肺动脉发育不全和栓塞，有时亦可见于大动脉炎。

（三）肺门移位

常见于肺内病变的牵拉。

（四）肺门密度增高

肺门影增大时，密度一般较高，有时可只显示密度增高而不增大，如百日咳、麻疹等。

八、肺纹理增强

虽然说纹理由支气管、血管和淋巴管所形成，但正常情况下，支气管和淋巴管不能形成明显的影像。只有在病理情况下，支气管和淋巴管增粗或扩大才能在纹理形成上起主要作用。

（一）支气管性肺纹理增强

主要病理改变为支气管壁增厚及周围间质的炎症，如慢支、支扩等，表现为肺纹理粗细不均，其中常夹杂变形纹理和小蜂窝影像，有时还可见"轨道征"，以两下肺野为显著。

（二）血管性肺纹理增强

主要由肺充血和肺瘀血引起。肺动脉扩张表现为纹理增粗，密度高、边缘清楚。肺静脉扩张表现为肺纹理增多，边缘模糊，两上肺野为著，肺野透光度减低。

（三）淋巴性肺纹理增强

主要见于肺内淋巴道转移瘤。可局限于肺门附近，也可扩展到肺野外带。肺纹理增多增强，呈纤细的网状或不规则串珠状。

九、肺缺血

肺纹理减少在绝大多数情况下，意味着肺血管的减少、变细，即所谓肺缺血征。常见于先天性心脏病如法洛四联症、肺动脉狭窄、肺动脉闭锁等。肺气肿、肺动脉高压亦可有肺缺血征。肺纹理减少是由于肺循环缺血所致，主要表现为周围纹理减少。由于病因不同，肺门血管可正常、减小或增大。肺纹理减少，也可见于单侧，如一侧阻塞性肺气肿、巨大的肺大疱、单侧肺动脉栓塞、单侧肺动脉发育不全等。

十、胸膜病变

主要有以下基本 X 线表现：①游离性胸腔积液；②局限性胸腔积液，包括包裹性胸腔积液、叶间积液、肺底积液和纵隔胸膜腔积液；③气胸及液气胸；④胸膜增厚和粘连；⑤胸膜钙化；⑥胸膜结节及肿块。

　　光滑的增厚见于脓胸或慢性胸膜炎性病变。单发的胸膜肿块为胸膜纤维瘤、局限分布的恶性胸膜间皮瘤、畸胎瘤及转移瘤等，结核亦可有此表现。多发、弥漫性胸膜结节多见于胸膜转移瘤及间皮瘤。CT 有助于少量积液的显示。HRCT 有助于轻度胸膜增厚（1 mm 左右）的诊断，可呈线形高密度影，并可见增厚胸膜与胸壁之间 1~4 mm 的胸膜外脂肪。

第三章 循环系统的放射诊断技术

第一节 检查方法

一、透视

透视是心脏和大血管病变 X 线检查的常用和简便的方法。其优点是：①可随意转动病人，以不同体位观察分析各房室增大的情况；②可观察心脏、大血管的搏动情况；③观察主动脉弓、肺动脉段、肺门血管的大小和形态，结合两肺纹理的改变，分析病变的性质、类型、血液循环的改变有重要意义；④观察有无胸廓畸形及其他影响心脏形态和位置的胸、肺病变；⑤可观察呼气、吸气时膈的位置及胸腔内压力对心脏、大血管形态的影响；⑥可缩小光圈，观察心脏与主动脉区域有无钙化和异常影像。

二、摄片

常规摄片是心脏和大血管病变 X 线检查的不可缺少的方法。心脏摄影包括以下体位且应注意：①后前位片：焦片距应为 2 m，称远达片；投照时应在平静吸气下曝光；摄片曝光时间宜短，通常用 1/10 秒或更短时间；一张理想的远达片宜透过心影看到降主动脉，肺纹理清晰，对比良好。②右前斜位和左前斜位片：分别称为第一斜位和第二斜位，角度宜分别为 45°～55°和 55°～65°；焦片距离缩短至 1~1.5 m；右前斜位应口服硫酸钡以了解左心房情况。③侧位片：一般取左侧位，吞服硫酸钡充盈食管。

三、心血管造影术

心血管造影术是将造影剂注入心脏和大血管腔内，使其显影，并拍摄记录下来的一种 X 线检查方法。

（一）右心导管术、左心导管术

①从静脉途径送入导管的方法称为右心导管术。右心导管术通常选择肘部贵要静脉或腹股沟处的大隐静脉切开送入，也可经皮肤穿刺股静脉送入。②从动脉途径送入导管的方法称为左心导管术。左心导管术常取肱动脉、腋动脉或腹股沟处的股动脉，可用动脉切开法或经皮穿刺血管法送入。左心导管术主要用以诊断主动脉瓣病变、二尖瓣病变、主动脉病变、某些先天性心脏大血管畸形和心肌病等。

（二）造影方法

分为以下几类：①静脉心血管造影：系用静脉穿刺方法或静脉切开法，将造影剂迅速推注入静脉，同时作连续摄影，使腔静脉、心腔和大血管随着造影剂在各部位循环依次显影。②选择性心腔大血管造影：又分为选择性右侧心腔大血管造影术和选择性左侧心腔大血管造影术。右心室造影主要用以诊断心室水平自右往左分流的发绀型心脏病和其他右心室和出口部位的病变；左心室造影主要适用于诊断二尖瓣关闭不全、二尖瓣脱垂、主动脉瓣口狭窄、心室水平的自左向右分流性心脏病、胚胎时心球和原始动脉干发育异常所致的畸形（如大血管转位、永存动脉干），也可诊断主动脉病变。③胸主动脉造影：主要用于胸主动脉和头臂动脉的病变，如主动脉弓畸形、先天性主动脉缩窄、主动脉瘤、心底部心外分流

（如动脉导管未闭、主-肺动脉隔缺损）、主动脉瓣病变等。④腹主动脉造影：适用于诊断腹主动脉及其分支的病变。⑤冠状动脉造影：目前已被广泛应用于冠心病的诊断，并选择性进行支架植入。

（三）记录方式

过去主要有以下 4 种：①直接大片摄影；②快速荧光缩影；③X 线电影摄影；④电视磁带录像或激光光盘储存。目前，随着 DSA 的广泛应用，使其存储（存入硬盘）简便易行。

此外，过去所谓心血管的特殊检查方法即记波摄影、体层摄影，目前已被淘汰。

四、常用的 X 线测量方法

（一）心胸比率

即心脏横径与胸廓横径的比值，正常比率为 0.5。我国正常人的比率为 0.45±0.03，最大不超过 0.52。此法简便，但不适用于横位型与垂直型心脏。

（二）心脏横径

其预算公式如下：

预算横径=234.3×体重（kg）／身高（cm）+36.013

将该值和实际测量值比较来判断心脏有无增大。

（三）心脏正面面积测量

其预算公式如下：

心脏预计面积（cm^2）= 0.6207×身高（cm）+0.6654×体重（kg）-42.7946

心脏实际面积（cm^2）= 0.7019×纵径（cm）×宽径（cm）+2.096

实际面积比预计面积超过 10%，可认为有心脏增大。

（四）主动脉结宽径

食管钡餐造影，于后前位远达胸片上，测量主动脉最突点至食管主动脉压迹最凹点的距离。我国正常人为 1.9~3.5 cm，平均为 2.6 cm。

（五）右下肺动脉宽径

自肺门角以下 1 cm 处测量。其宽径应<1.5 cm。

（六）肺动脉基线

测量方法为测量主动脉结与肺动脉段交界点至肺动脉与左心缘上方交界点。多数人认为其距离≥7 cm 为肺动脉高压的指征。

第二节 心脏和大血管的正常 X 线表现

一、正常心脏形态的 X 线分型

心脏由 4 个房室腔组成即左心房、右心房、左心室和右心室。从血流动力学和解剖学角度看，左右心室各自都可分为两个部分：自房室瓣至心尖部为心室舒张期心房血流进入心室的通道称为流入道；自心尖部至半月瓣为心室收缩血液自心室射向半月瓣的通道，称为流出道。但二者同在一个心腔内，并无截然界限。心脏各房、室在 X 线平片上的投影彼此相互重叠，故必须通过不同的体位进行观察和分析。

正常心脏位置和形态有很大变异，主要取决于体型、横膈高度和呼吸状态等因素，大致可归为 3 种类型。

（一）垂位心

正位心影纵轴和水平面的夹角（心轴角）>48°，多在 52°~55° 之间，左、右心横径之比（$T_1 : T_2$）<2。

（二）斜位心

心轴角约在35°~48°，左、右心横径之比（$T_1 : T_2$）近似2。成人以斜位心居多。

（三）横位心

心轴角小于35°，多在32°~35°之间，左、右心横径之比>2。

二、后前位心影左、右缘及膈缘的 X 线解剖结构

后前位片中，正常心脏和大血管的阴影位于胸中线偏左，一般为1/3位于胸中线右侧，2/3位于左侧，心尖指向左下方。各边缘的解剖结构如下。

（一）右缘

分为上、下两段：①上段由血管阴影组成。在幼年和青年主要为上腔静脉的边缘，升主动脉隐于其内；壮年后升主动脉渐渐突出；老年人则主要由升主动脉构成。一般正常升主动脉不超越下段右心缘的最外界。②下段由右心房构成。心脏呈显著垂直位置者右心室可能参与该段的最下部。

（二）左缘

自上而下分为3段：即主动脉结、肺动脉段和左心室段。①主动脉结：是主动脉弓降部在后前位上的投影。②肺动脉段：即心腰，主要由肺动脉主干，有时有部分左肺动脉的左缘组成。向下为左心房段，再向下为左心室段。肺动脉段比较平直，可稍微凹陷或隆突。③左心室段：与左心房之左心耳相延续，难以分界，而且左心耳段亦较短（约1~2 cm），故将左心缘的下段笼统称为左心室段。左心室段主要由左心室流出道的侧壁构成。

此外，透视下左心缘之左心室段和肺动脉段在正常搏动时运动方向相反，该

两段之交界点称相反搏动点。是衡量左、右心室增大的一个比较重要的标志。在透视下可见该点上下心缘呈"跷跷板"样运动。

（三）膈缘

自右向左依次为右心房、右心室及左心室，其中以右心室为主。右心膈角处多数被下腔静脉或肝静脉的阴影充填，表现为右心膈角较模糊，略为隆凸。

三、右前斜位心影前、后缘及膈缘的 X 线解剖结构

该位置适于观察左心房、右心室、肺动脉主干。

（一）前缘

自上而下分为 3 段：①主动脉升部和弓部；②右心室漏斗部、肺动脉主干；③右心室前壁及部分左心室前下壁。轻度右前斜位时，心尖通常由左心室组成，旋转角度增大时则可完全由右心室组成。

（二）后缘

自上而下分为两段：①上段：为主动脉升部后缘、弓部、气管和上腔静脉组成，相互重叠。②下段：主要为左心房，部分右心房位居其下。随旋转角度的增加，左心房段所占比例增加。

（三）膈缘

从后向前为右心房、右心室及小部分左心室。后心膈角可见下腔静脉及其伴随胸膜呈密度较低而削直的阴影从膈下升起，垂直或斜向前方，行约 1~2 cm 进入心影。

心前缘和前胸壁之间的透亮间隙称心前间隙，由肺组织投影而成，呈尖端向下的三角形。心后缘和脊柱之间也存在一宽约 3~5 cm 比较透亮的间隙，称心后间隙。右前斜位中，胃泡位居脊柱前方。

四、左前斜位心影前、后缘及膈缘的 X 线解剖结构

该位置适于观察左心室、右心房、右心室和主动脉。

（一）前缘

自上而下分为 3 段：①升主动脉段。②右心房段：主要由右心耳构成，随着旋转角度的增加，所占比例减少。③右心室段：房室分界一般不甚清楚。

（二）后缘

自上而下分为两段：①左心房段：角度愈大，该段愈大。②左心室段：左心房、室的分界比较容易识别。代表左心室的弧较深，左心房的弧较浅，两者之连接点为其分界。亦可在透视下观察两者的搏动加以确定。在正常情况下左室段与脊柱分开。

（三）膈缘

自前向后为右心室和左心室，代表两心室分界的室间沟位于心后缘与横膈相交处附近或重于横膈影内。深吸气后或悬垂型心脏有利显示。在后心膈角处可见下腔静脉影。

在左前斜位，胸主动脉几乎全部展开。在主动脉弓下方有一宽大的透亮区，称主动脉窗。其中有气管、左右主支气管和肺动脉。

左前斜位心前间隙呈平行四边形。胃泡位于脊柱后。

五、左侧位心影前、后缘及膈缘的 X 线解剖结构

该位置适于观察左、右心室、左心房、主动脉弓和肺动脉主干。

（一）前缘

自上而下分为 3 段：①升主动脉段；②肺动脉主干及右心室漏斗部；③右心

室段，多位于第四前肋水平以下，前缘与胸骨紧密相连。

（二）后缘

自上而下分为两段：左心房段和左心室段。

（三）膈缘

自前向后为右心室、左心室，在后心膈处有下腔静脉。

心前缘与前胸壁之间构成一尖端向下的三角形透亮区，称为胸骨后区，亦称心前间隙。心后缘的最下段渐渐与食管离开，从而在它们与膈肌之间形成一小的三角形透亮间隙，称为心后食管前间隙，亦有人称为心后膈上食管三角，需服钡餐观察。

六、钡餐透视或摄片食管边缘的心血管压迹

自上而下有 4 个压迹。

（一）主动脉弓压迹

位于第 3 胸椎平面，呈半月形，凹面向左侧。后前位见于食管左缘。自压迹的最凹点至主动脉结的最凸点之间的距离即主动脉结直径。右前斜位压迹位于食管左前方。

（二）左支气管压迹

位于主动脉弓压迹之下，呈凹面向左前方之浅弧形，见于右前斜位。

（三）左心房压迹

见于右前斜位和左侧位。该压迹浅而长，没有明显上下限。

（四）降主动脉压迹

多见于老年人，是食管穿过膈肌之前，从降主动脉的左前方绕向左下，于食

管左后壁形成一轻微压迹，于右前斜位可见到。主动脉粥样硬化患者的该压迹尤为显著，正位也可见到，甚至被有些人误为食管肿瘤。注意该压迹和主动脉影的关系可资鉴别。

七、影响心脏大血管形态的因素

影响心脏大血管形态的主要因素有：①体型；②横膈位置和呼吸运动；③年龄；④性别；⑤身高、体重和体表面积；⑥心脏搏动和心率；⑦体位；⑧运动；⑨妊娠；⑩胸廓畸形和肺部病变。

八、小儿心脏影的 X 线特点

小儿心脏影在 X 线上有以下特点：①由于小儿主动脉和肺动脉几乎同高，又由于胸腺影重叠，使心影基底部比成人宽；若基底部狭窄则可能是异常现象，如大血管转位、肺动脉闭锁、三尖瓣狭窄及重症胸腺缩小等。②新生儿心胸比率可为 60%，婴儿可为 55%。③心尖位置高（未满 6 个月的婴儿，心尖位置高是正常现象）。④到了学龄期，心影左、右缘各弧方能辨出。⑤小儿肺血管纤细，肺血少不如肺血多容易辨认。

九、正常心脏大血管搏动的透视、连续式记波摄影的 X 线表现

心脏大血管各个部分的搏动并不一致，一般以左心室搏动最强。左心室收缩期呈强有力的迅速内收，舒张期则缓慢地向外扩张，平均幅度为 4~7 mm。右心缘的搏动代表右心房，搏动幅度仅约 1 mm。主动脉结处可见典型的动脉搏动，正常搏动幅度为 2~4 mm，比左心室略小。肺动脉的搏动与主动脉搏动相仿，但较弱，除本身的搏动外，还受邻近心室和主动脉搏动的影响。两侧肺门血管一般没有明显膨胀搏动。

心脏记波摄影所记录的波形可分为心室波、心房波和大动脉波。这 3 种波形各有其形态特点，波幅大小也不同。连续式记波摄影各波形的特点如下：①心室波：呈刀形。舒张支在上，较倾斜，代表心室舒张期；收缩支在下，较平直，代表心室收缩期。②心房波：一般为双峰波。比较浅小而不规则。③大动脉波：大动脉波形与心室波形相反。主动脉与肺动脉的波形大致相仿，仅后者波形较小。

十、心包、心包腔和心包隐窝

（一）心包

是包裹心及大血管根部的纤维浆膜囊，可分为纤维心包和浆膜心包。

1. 纤维心包

纤维心包是坚韧的结缔组织囊，向上与出入心的大血管外膜相延续，向下则附着于膈中心腱上。

2. 浆膜心包

为一密闭的浆膜囊，分脏、壁两层。①脏层心包：薄而透明，贴在心肌层表面，即心外膜。②壁层心包：衬于纤维心包的内面。

（二）心包腔

心包脏、壁两层在大血管根部相互移行，围成的腔隙，称为心包腔。心包腔内含有少量液体，正常约 20~25 mL。

心包脏、壁层的反折线位于大血管的根部，包绕升主动脉、肺动脉主干及其分支的纵隔内部分；包绕左、右肺静脉和上腔静脉的根部及很少一部分下腔静脉。

（三）心包隐窝

心包腔包括固有心包腔及与之相通的横窦、斜窦和隐窝。心包窦和心包隐窝系心包浆膜层在心脏底部大血管出入处返折形成，均为固有心包腔的延续。

1. 固有心包腔直接形成的隐窝

包括：①上腔静脉后隐窝：为固有心包腔伸入上腔静脉右后方，在上腔静脉与右肺动脉之间形成。②左肺静脉隐窝：位于左侧上、下肺静脉之间。③右肺静脉隐窝：位于右侧上、下肺静脉之间。

2. 横窦

位于升主动脉和肺动脉的后方，左心房的前方。包括：①主动脉上隐窝：又称心包上隐窝、心包上窦等。为包绕升主动脉、主动脉弓部右端的心包返折所形成，又分为前部、右部和后部。②主动脉下隐窝：为横窦向下延续之膨大部，位于升主动脉右壁与上腔静脉下部或右心房之间，向下延伸至主动脉瓣平面。③左肺动脉隐窝：又称左肺隐窝。位于左肺动脉下方、左肺动脉干与左上肺静脉之间。前邻右肺动脉干起始段和左房上方，向前与心包上隐窝相通，后邻左心耳与左上叶支气管，向下内连横窦体。④右肺动脉隐窝：位于右肺动脉下方、左房上方。

3. 斜窦

位于左心房后方，上部由左、右肺静脉干之间的双重心包返折与横窦分开，两侧可延伸至左、右肺静脉干后缘。向右不超越下腔静脉，向下与固有心包腔相通，向上延伸形成心包后隐窝。心包后隐窝位于右肺动脉干远端后方及左、右主支气管之间。在心后区，由于心包脏层在肺静脉入左心房水平以下返折移行为心包壁层，故左心房大部分无心包覆盖。

正常心包厚 1~2 mm，在 X 线上不显影。

第四章　消化系统的放射诊断技术

第一节　检查方法

胃肠道的常规检查方法主要包括：腹部透视或腹部平片、食管及胃肠钡餐检查、小肠气钡双对比检查、钡灌肠检查等。

特殊检查方法主要有：胃肠道低张力双对比造影、脏壁造影、腹腔血管造影、X 线电影摄影及录像检查、排粪造影等。

一、钡餐检查的注意事项

（一）造影前的准备

病人禁食 6~12 小时，并于检查前 3 天停服铋剂、钙剂等高原子量药物或影响胃肠功能的药物。疑幽门梗阻患者，应抽净胃内液体后再做检查。食管检查不必做上述准备。

（二）钡剂的配制

必须应用医用纯净硫酸钡，因为它不被胃肠道吸收，也没有过敏反应。稠钡剂用于检查咽部及食管，其钡、水重量比例为 3：1~4：1，要求调成糊状。食管狭窄者可酌情用适当稀钡。稀钡剂用于口服检查胃、小肠和结肠，其钡、水之比为 1：1。调制钡剂时，必须搅拌均匀，配制后存放时间不宜太长，以防变质使患者中毒。

（三）适应证和禁忌证

任何有腹部症状的、诊断未明确的病员都适于进行造影，唯一的禁忌证是胃肠穿孔。急性消化道出血不是绝对禁忌，在保证病人安全的情况下可以造影，但操作需轻柔，避免过于挤揉。出血停止后 7~14 天适于钡餐检查，但操作仍需轻柔。胃肠道不全梗阻可选择性地做碘水造影或钡餐造影。胃肠道梗阻应选择性地做碘水造影，不宜钡餐造影。

二、全消化道钡餐造影的步骤

大体分为 3 个阶段。

（一）第一阶段

上消化道检查，包括食管、胃、十二指肠，同时注意观察空肠上段。

（二）第二阶段

服钡 2~3 小时后，复查胃肠道排空情况，重点检查小肠。

（三）第三阶段

即服钡后 6~8 小时，观察胃小肠排空情况，重点观察回盲部及部分升结肠。对于肠运动功能异常者，以上检查阶段和时间应酌情掌握。

婴幼儿可用消毒的细胃管注入胃或用奶瓶吸吮给入 100 mL 钡剂观察。最好用俯卧位观察，防止钡剂反流入喉部吸入气管，造成肺部并发症。婴儿透视程序要短。

三、钡灌肠造影检查的注意事项

（一）造影前的准备

患者于检查前 6 小时不进有渣饮食，口服泻药清洁肠道，并于检查前 1 小时清洁灌肠。

（二）钡剂配制及用法

钡水重量之比约为 1∶4。先注入 400 mL 左右稀钡进行透视观察后，再注入 1 000 mL 的气体进行双重造影，对小病变的检出较单纯注入钡剂更有价值。

（三）操作方法

灌肠筒应距台面 70~80 cm，插管深度约 10 cm 为宜。要特别注意钡剂先端，观察其走形，有无受阻、分流及残缺影等。在钡柱先端达结肠脾曲时，将病人左侧抬高，使钡柱易经横结肠、结肠肝区、升结肠达盲肠。肌内注射阿托品 0.5 mg，减少肠液分泌，有助钡剂黏附在黏膜上。

四、胃肠道低张力造影

利用胆碱能神经阻滞药物使平滑肌松弛、张力减低和肠蠕动减弱或消失，而进行的胃肠道气钡双对比检查，称为胃肠道低张力造影或普通法双对比造影。所谓的胃肠气钡双对比造影、十二指肠低张造影皆属胃肠低张力造影方法。常用的低张药物可为阿托品或山莨菪碱 10~20 mg 肌内注射。充气方法有 3 种：插管法、发泡剂法、咽气法。多采用发泡剂法。使用低张药物，然后用溶黏酶与碳酸氢钠溶液冲洗胃部，再进行各种体位的双对比造影，即所谓的精细法双对比造影。

胃低张力双对比造影能够显示胃壁的细微结构，即胃小区和胃小沟。能发现常规钡餐造影所不能发现的病变，如早期胃癌、糜烂性胃炎、细小的线形溃疡等。低张力双对比造影对诊断十二指肠本身及相邻脏器病变效果良好。

五、快速胃肠造影

快速胃肠造影主要用于小肠检查,利用增强胃肠动力的药物(如肌内注射新斯的明 0.5~0.75 mg)使钡剂在肠道内较快地通过,使其达到缩短检查时间的方法,称为快速胃肠造影。该方法一般用于排除胃肠道器质性病变,如肠粘连、肿瘤或慢性阑尾炎等。而属于功能性方面的疾病,如胃肠功能紊乱、肠炎等不宜采用该方法。

六、小肠造影的方法

有以下 4 种。

(一)常规口服小肠造影

即在检查完上消化道后,再定时检查小肠的方法。

(二)口服法小肠双对比造影

即口服适量钡剂及产气剂,跟踪检查小肠的方法。可于检查前 1 小时用少量温水冲服西沙比利 2.0 g,60%~65%(W/V)硫酸钡混悬液 300 mL,产气粉 6.0 g(2 包)分两次冲服,然后左右翻转体位,进行透视观察并适时摄片。

(三)插管法小肠双对比造影

即经口或鼻插管注入适量钡剂及气体,跟踪检查小肠的方法,导管头的位置以过屈氏韧带为宜。

(四)逆行小肠双对比造影

即经肛门插管注入适量钡剂及气体,跟踪检查小肠的方法。

七、直肠排粪造影

直肠排粪造影是一种透视下采集直肠排便过程的动态图像，专门用于诊断功能性出口障碍疾病的技术。造影时病员坐在排粪桶上，调整高度使左右股骨重合，显示耻骨联合。即在躯干与下肢（大腿）成钝角的情况下，分别摄取静坐、提肛、力排（用力排粪、肛门大开）时的直肠侧位像。力排包括开始用力时及最大用力时的充盈和黏膜像。通过测量观察直肠前突、会阴下垂、直肠黏膜脱垂及直肠内套叠等疾病，或者说主要诊断"功能性出口梗阻"。

第二节　胃肠道的正常 X 线表现

一、食管的分段、生理狭窄和压迹

食管是介于咽与胃之间长度约 25 ~ 30 cm 的肌肉管道，扩张时宽约 1.5~3 cm，静止时外形前后扁。上界起自 C_6 水平的环状软骨下缘，下界约在 T_{11}，水平连接胃的贲门。通常解剖学与临床学将食管分为颈、胸和腹 3 段。X 线解剖一般分上、中、下 3 段：上段自入口到主动脉弓水平上缘（$C_6 \sim T_4$），中段自主动脉弓上缘至右肺下静脉（$T_4 \sim T_8$）水平，下段自右肺下静脉水平至贲门口（$T_8 \sim T_{11 \sim 12}$）。

正常情况下，食管有 4 处生理狭窄和 3 处压迹。4 处狭窄为：①咽同食管交界处，即食管上端；②主动脉弓压迹处；③左主支气管横过食管处；④食管下段相当于膈肌食管裂孔处。其中，第一狭窄最显著，第四狭窄次之，第二、三狭窄同压迹相关。3 处压迹为：①主动脉弓压迹；②左主支气管压迹；③左心房压迹。此外，前文已述及还有降主动脉压迹。亦有人提及颈段食管的后缘有时可见单发或多发压迹，与颈椎间隙相对应，可能由于颈椎间盘纤维环及前纵韧带在该处相对较厚所致。颈椎前缘骨质增生亦可形成压迹，需注意分析鉴别。

二、贲门管

贲门管又名胃食管前庭。该段消化道与食管和胃无论在解剖形态、生理功能或神经支配等方面均不相同，故可作为一独立单位。它是具有括约作用的一小段食管。食管的蠕动到此明显减弱。正常情况下，该段食管位于膈肌食管裂孔上下，全长约 3~5 cm。其上界相当于膈食管韧带附着处，深吸气时被牵引向后成角，相当于所谓的"下食管括约肌"，位于膈上 2~4 cm 处。其下界为膈下 1~2 cm 处，是与胃的交界，此处黏膜为食管鳞状上皮和胃柱状上皮的移行区，呈锯齿状边缘，称为"Z"线。贲门管周围为膈-食管膜所包绕，并由其将食管固定在膈肌裂孔之间。但也有研究认为，食管下括约肌位于膈上 1~2 cm 处。

贲门管的黏膜皱襞较食管略粗且多（正常食管黏膜纹约 2~4 条），与胃交界处和胃贲门管的黏膜皱襞较食管略粗且多（正常食管黏膜纹约 2~4 条），与胃交界处和胃底呈放射状的黏膜皱襞相续，在局部形成所谓的齿状线。

贲门管控制胃内容物反流的作用机制有以下 5 种因素：①呼吸时膈肌运动引起的膈食管膜的收缩。②贲门管斜行与胃连接所形成的锐角。③相当于贲门管部存有一"压力增高区"。此高压区恒定在食管的负压和胃内正压之间，形成一内在性生理括约肌。高压区的压力高于胃底的压力，所以形成一阻止反流的屏障。④胃食管前庭的腹内段呈萎陷状态。⑤贲门部黏膜皱襞的活瓣作用。

三、膈壶腹

膈上约 4~5 cm 长的一段食管，在蠕动波到达时，往往舒张、膨大呈壶腹状，最宽处可达 4 cm 以上，但一般不超过 5 cm。X 线诊断学上称此膨大为膈壶腹。以吸气或瓦尔萨瓦呼吸法时，显示最为突出。膈壶腹一般只能暂时存在，即使吸气后持续屏气，膨胀部分也逐渐变成与其上方食管粗细相仿。贲门管部分参与膈壶腹形成。

四、吞咽动作的分期

（一）第一期（口腔期）

食团从口腔到咽。这是在来自大脑皮质冲动的影响下，随意开始的。舌头上举，触及硬腭，然后主要由下颌舌骨肌收缩，将食团推向软腭后方而至咽部。

（二）第二期（咽期）

食团从咽到食管上端。这是通过一系列急速的、不随意的反射动作而实现的。

（三）第三期（食管期）

食团沿食管入胃。这是由食管的蠕动实现的，而蠕动是不随意的神经反射活动。从吞咽开始至食物到达贲门，团体食物约需 6~8 秒，一般不超过 15 秒，液体食物约需 2~4 秒。

五、食管的运动形式

食管的运动形式一般有下列 4 种。

（一）原发蠕动（第一蠕动）

为伴随吞咽动作而开始的蠕动波，即随着每次吞咽动作，紧接咽部的收缩，在食管的上端出现的一个蠕动波。原发蠕动波表现为前面舒张、后面收缩的波形运动，以每秒 3~6 cm 的速度，从食管上端到食管下端膈上数厘米处为止。

（二）继发蠕动（第二蠕动）

当食管内容物未被原发蠕动波排空时，则食团可刺激食管壁而引起额外的继发的蠕动波。除在主动脉弓部位开始时呈痉挛状态外，与原发蠕动相仿。

（三）第三收缩

与蠕动无关的、局部节段性的、暂时的食管收缩。一般代表不正常的运动形式。多见于老年人和某些神经官能症患者。

（四）逆蠕动

正常食管很少出现。当有梗阻时发生自梗阻处的逆行蠕动波。

六、食管壁的分层、淋巴引流及神经支配

（一）食管管壁的结构

食管管壁由内向外由黏膜、黏膜下层、肌层及外膜 4 层所组成。黏膜层连续于咽部的黏膜，包括鳞状上皮层、固有膜及黏膜肌层。黏膜层与黏膜下层在食管充盈时，形成 2~4 条纵行的黏膜皱襞，宽度一般<3 mm。肌层在食管上端 6 cm 左右是横纹肌，中段 10 cm 左右为横纹肌与平滑肌混合组成，以下部分都由平滑肌组成。肌层分为内、外两层：内层为环行肌，外层为纵行肌。食管没有浆膜，而代之以含有弹力纤维较多的结缔组织所构成的外膜，亦称为纤维膜。

（二）食管的淋巴引流

颈段食管的淋巴流注入颈深淋巴结；胸段回流至气管周围淋巴结（包括气管旁淋巴结和气管、支气管淋巴结），并引流到沿食管及降主动脉分布的后纵隔淋巴结；腹段食管的淋巴引流入贲门旁淋巴结、胃左动脉弓部淋巴结及腹腔动脉干周围淋巴结。

（三）食管的神经

食管是由迷走神经及交感神经的分支所构成的食管丛，以及 $T_{5\sim8}$ 神经分出的感觉神经所支配。贲门管由特殊的神经支配。

七、胃 X 线解剖部位的命名及分型

胃部 X 线解剖命名国际上尚不统一，而且较为混杂。国内一般命名如下：食管进入胃部的开口部位叫贲门。贲门水平线以上部位称为胃底。以贲门为中心，半径大约 2.0 cm 大小的一个圆形区域叫贲门区。胃的右上边缘叫胃小弯，外、下侧边缘叫胃大弯。胃部通向十二指肠的细、短管状结构叫幽门或幽门管，长约 0.6 cm，宽约 1.0 cm。胃小弯向下行，然后转向右上或略呈水平转向右方，转角处叫作角切迹或胃角。角切迹和大弯最低点之连线，与幽门之间的区域叫胃窦。胃窦与胃底之间的区域叫胃体。幽门近端大约 2.5 cm 一段胃窦，又叫幽门前区。

胃的基本形态为弯曲的囊状，主要因胃肌张力的缘故。胃的形态又可分为下列 4 型：①牛角型：常见于矮胖的人，肌张力高，从胃底至幽门逐渐从粗到细，角切迹不太明显，胃下缘位置较高，在髂嵴以上。②无力型：常见于瘦长或瘦弱的人，肌张力低，上窄下宽，角切迹明显，常低于髂嵴水平。③鱼钩型（中间型）：常见于中间体型的人，肌张力中等，胃角明显，胃下缘约在髂嵴水平。④瀑布型：胃底位于胃体后上方，胃泡甚大，胃体较细，胃下缘多在胳以上或同高。

八、胃壁的分层、胃的淋巴结

（一）胃壁的分层

胃壁由内向外分为 4 层：①黏膜层：可分为黏膜固有层和黏膜肌层。②黏膜

下层。③肌层：为平滑肌。又分为 3 层：内层为斜肌层，中层为环肌层，外层为纵肌层。④浆膜层。

（二）胃的淋巴结

胃的淋巴结与胃癌的转移和复发有关。可分为 4 组：①胃上组：位于贲门附近至胃小弯上部一带，接受胃底和胃体右侧 2/3 的淋巴。②脾胰组：位于脾门和胰腺体尾部，接受胃底和胃体左 1/3 的淋巴。③幽门上组：位于胃窦和幽门的上方，接受胃体下部和胃窦近小弯侧胃部的淋巴。④幽门下组：位于胃窦和幽门的下方，接受胃体下部和胃窦近大弯侧胃部的淋巴。

九、胃黏膜皱襞

胃底的黏膜纹（黏膜皱襞）排列不规则，弯弯曲曲，好像拥挤在一起的样子。正常贲门区的黏膜纹可以与其邻近的胃底和胃体上部的黏膜纹连成一片，没有特殊标志，但也可呈下列 3 种形态之一。①贲门口含有钡剂，表现为小的点状影，皱襞纹以它为中心呈放射状排列。②贲门上方可见一弧形或半环形黏膜纹。其下方为数条纵行的黏膜纹。贲门口不显示或呈点状影。③贲门口的周围有一数毫米宽的黏膜纹环绕着。

贲门区向下，近小弯侧的黏膜纹，一般可见 4~5 条，与小弯平行；至胃角以后，一部分顺小弯走向转向胃窦，一部分呈扇形分布斜行向大弯侧。胃体大弯的黏膜纹弯弯曲曲，呈斜行或横行，使大弯侧胃壁高低不平。胃窦黏膜纹以纵行为主，在收缩状态下都呈纵行，在舒张状态下则有较多的横行及斜行黏膜纹见到，并使胃壁出现 3~6 mm 的齿状切迹。

黏膜纹的粗细，除受检查方法如充盈量不同、所加压迫不同、体位（卧位和立位）的影响外，一般主要受下列 3 个因素的影响。①胃黏膜层及黏膜下层，尤其是后者的厚度。②胃黏膜肌层的张力。③胃肌层的蠕动和张力。由于影响黏膜纹宽度的因素很多，以下标准不可机械照搬，需结合临床及其他 X 线征象综合分析。一般胃大弯侧的皱襞纹较小弯侧为宽，胃体、胃底的黏膜纹较胃窦为宽。服少量钡餐（胃小者约 15 mL，胃大者约 30 mL），显示大弯侧黏膜纹所形成的锯齿状边缘，测"锯齿"的高度，所反映的是大弯侧黏膜纹的厚度，正常为 1 cm 左右，低于 0.5 cm 或高于 1.4 cm 为异常。近小弯侧和胃体中部黏膜纹宽度约 0.5 cm 左右，最细可达 0.3 cm，最宽可达 0.7 cm。胃窦的黏膜纹多数宽 0.2~0.4 cm，而宽于 0.5 cm 为异常。

十、胃的蠕动和排空

胃的蠕动波为胃壁肌层主要是环肌层有节奏地收缩所造成。蠕动波多数于胃上部开始，有节律地向幽门方向推进。蠕动波渐进渐深，至胃窦时蠕动波最明显。大弯侧的蠕动波较小弯侧更深。每波出现的时间间隔为 10~20 秒，全胃同时可见 2~3 个蠕动波。服钡餐后 2~3 小时胃排空。

在幽门前区随小弯较短和大弯较长环肌层呈扇形分布。其远端为幽门括约肌。其近端和小弯侧亦有一增厚的肌束，主要为环肌并有纵肌参与。当胃体下来的蠕动波达幽门前区时，引起扇形分布的环肌层近端的增厚肌束和远端的幽门括约肌首先收缩，然后整个幽门前区的肌层呈向心性收缩。钡餐造影表现为蠕动波到达幽门前区的近端后就不再前进，而是继续加深。故幽门前区无蠕动波。

十一、胃小区、胃小沟

胃小区和胃小沟是黏膜表面的微皱襞。呈微小的凹凸不平，外观很似橘皮。胃黏膜表面存在有很多小沟，即胃小沟，并交织成网状。小沟之间的微小隆起即胃小区。在 X 线上，正常胃小沟表现较清晰连续，沟的宽窄大致不超过 1 mm。胃小区网格较规则整齐。正常胃小区的大小 1~5 mm。其直径在胃窦一般不超过

2.5 mm，在体部不超过 3 mm。若胃黏膜活检有轻度浅表性炎症，而胃小区又未超过上述标准，一般将它作为正常胃小区进行诊断。>4 mm 为异常，往往为胃炎所致，且多为幽门螺杆菌性胃炎。胃小区的形态呈圆形、椭圆形、长条形、多角形和不规则形，但很少单独出现，而是以某一形态为主的组合表现。在造影检查时，凡能看到条状黏膜纹者，就不可能很好地显示胃小区。这种情况表示胃本身没有充分扩张，又没有使胃壁得到松弛。但胃内气量过多、胃过度扩张，其胃小区同样不能显示。此时略将胃部气体部分排出到十二指肠，胃内气量减少，方能显示胃小区。

十二、十二指肠

（一）大体解剖

十二指肠为小肠的开始段，上连胃出口，下经十二指肠空肠曲接空肠，全长 25~30 cm，相当于本人 12 个手指的指幅，故而得名。多呈"C"字形，少数呈"V"形，胰头嵌入十二指肠圈内。解剖上分为上部（相当于球部和球后部）、降部、水平部和升部。"V"形者无水平部。

（二）肠壁的分层

十二指肠以及空、回肠壁在组织学上由内向外有下列 4 层：①黏膜层，可见许多突入肠腔的绒毛，在绒毛与黏膜肌层之间为固有膜；②黏膜下层；③肌层，为平滑肌，分内环肌和外纵肌；④浆膜层。

（三）运动形式

十二指肠的运动主要为蠕动，有时还会出现少数逆蠕动。所以，只要钡剂顺利通过十二指肠空肠曲，即暂时的不频繁的逆蠕动无病理意义。在无梗阻的情况下，如逆蠕动频繁，多提示为自主神经功能失调。

（四）十二指肠的钡餐造影表现

1. 球部及球后部

球部一般呈钝角的等腰三角形，分为底、体、顶部。在基底部有两侧对称的弯窿，正中与幽门管相通。球后部为十二指肠球顶部之后、降部开始之前的一段十二指肠，可长达 4~5 cm，短至几乎不存在。球部黏膜纹多有 3~4 条呈纵行，宽约 2 mm，亦可呈斜行、横行及网状。球部不完全充盈时，黏膜纹可使球形态不规则。

2. 降部、水平部和升部

通常称为十二指肠二、三、四段。3 部形成半环形的十二指肠圈，常呈"C"字形。十二指肠空肠曲位置变化较大。十二指肠这 3 部分黏膜纹呈花纹状或色板状，扩张时呈横行。

3. 十二指肠降部内缘的重要解剖结构

①岬部：在降部中上段交界附近呈肩样突出，称为岬部。可骤起或渐渐突起。此处肠腔最宽，为憩室好发部位。②乳头：在岬部内下方，呈圆形或卵圆形，位置可有变异。大小变异很大，一般为 1.0 cm×0.5 cm×0.5 cm，但直径很少超过 1.5 cm。在乳头上方偶可见到副乳头，是副胰管的开口，由于过小 X 线不能显示。③纵行黏膜纹为包绕乳头的黏膜向下延伸 0.5~1.5 cm 的黏膜纹，消失在花纹状黏膜纹中。④垂直段：在岬部下方 1~2 cm 处，实际上为纵行黏膜纹所在地。该段与对侧缘相比比较平直。

十三、小肠

（一）小肠的分组

包括十二指肠、空肠和回肠。空回肠全长 5~7m，其中空肠约占 2/5，回肠约占 3/5。为了便于描述，小肠分为 6 组：①十二指肠；②上部空肠，位于左上腹部；③下部空肠，位于左中腹部；④上部回肠，位于中腹部稍偏右；⑤中部回肠，位于右中、下腹部；⑥下部回肠，位于盆腔。

（二）小肠的淋巴引流

每一小肠绒毛有一中央淋巴管引流绒毛并将乳糜微粒引入肠壁的细小淋巴管网。在回肠黏膜及黏膜下层中有集合淋巴小结，在空肠壁内则有孤立性淋巴小结。较大的淋巴管自肠壁进入肠系膜，最后引流到肠系膜上动脉根部的上肠系膜淋巴结，自此再由大的淋巴管形成胃肠道淋巴干，然后汇入乳糜池。

（三）神经支配

包括交感和副交感神经。交感神经纤维由脊髓 $T_{5\sim9}$ 段形成，副交感神经纤维源于迷走神经。

（四）黏膜皱襞

空肠黏膜皱襞显著，呈羽毛状；回肠黏膜皱襞不明显，多呈环状；回肠末段常显示纵行皱襞。

（五）小肠的管径、运动式和排空

空肠的管径较回肠略粗大，前者一般为 2.0~3.0 cm，后者为 1.5~2.5 cm。

小肠的运动形式主要是分节运动和蠕动。正常蠕动有推进性蠕动和钟摆样蠕动。

钡剂在小肠内通过的时间因人而异，且影响因素很多。钡剂与食物通过时间也不同。空回肠的动力与胃排空速度快慢有关。钡剂通过全部小肠的时间，一般约在服钡后 3~5 小时，少于 2 小时为运动增快，多于 6 小时以上者为运动减慢。排空时间一般不超过 8~9 小时。如 12 小时始排空，则为异常缓慢。

十四、大肠

(一) 大体解剖

结肠围绕在小肠周围，起始于盲肠，止于肛门，全长约 150 cm，宽 4~7 cm。大肠共分为 4 部分：盲肠、结肠（包括升结肠、横结肠、降结肠、乙状结肠）、直肠和肛管。肝曲位于升、横结肠之间，脾曲位于横、降结肠之间。在盲肠内壁上端有回盲瓣，为小肠进入结肠之处。回盲瓣以下为盲肠，呈袋状，长 5~6 cm，宽约 6 cm。回盲瓣以上至肝曲为升结肠，长约 20 cm。肝曲至脾曲为横结肠，长约 50 cm。横结肠位置靠前，属腹膜内位器官。脾区以下至髂嵴为降结肠，长约 25 cm。髂嵴以下至骶 3 水平为乙状结肠，长约 40 cm，因形状似 "乙" 字而得名。由乙状结肠转向垂直处为直肠，长约 12 cm。直肠腔内有 2~3 条半月形皱襞，称为直肠横襞。肛管是盆膈以下的消化管，长约 4.5 cm，上续于直肠，末端止于肛门。

老年人可整个结肠位居盆腔，称为结肠下垂，常引起便秘等症状。

(二) 肠壁的分层

肠壁由内向外分为 4 层。①黏膜层：表面为单层柱状细胞覆盖，下方有大量分泌黏液的腺管。黏膜固有层内常有淋巴细胞、孤立淋巴滤泡和集合淋巴结。黏膜肌层内含有薄层内环、外纵的平滑肌。黏膜面肉眼可见很多横行或网状小沟，称为无名沟。②黏膜下层。③肌层：内层为连续呈管状的环形肌，外层为从盲肠开始聚集成 3 条扁平的带状纵行肌，即结肠带。④浆膜层。

(三) 结肠的淋巴结

结肠的淋巴结和淋巴管沿肠系膜上、下动脉分布。分为以下 4 组：①结肠上淋巴结：位于肠壁脂肪垂附近。②结肠旁淋巴结：位于边缘动脉附近及动脉与肠壁间。③中间淋巴结：位于结肠动脉周围。④主要淋巴结：位于结肠动脉根部及肠系膜上、下动脉周围。

（四）结肠的结构特征和黏膜皱襞

其结构特征如下：整个结肠表面可见多数半圆形膨隆，由横行陷沟分开，称为结肠袋。这是由于深入肠腔的不完全间隔把肠腔分为多个阶段所形成。这些间隔名半月襞，与外表的陷沟相对应，由黏膜层、黏膜下层和部分肌层所构成。结肠表面可见到 3 条平均距离的纵形肌带，名结肠带，为结肠肌层中的纵肌集中形成。由于纵行肌带短而肠管长，加之环肌的收缩形成结肠袋。结肠袋以升、横结肠最明显，乙状结肠以下逐渐消失。

结肠的黏膜纹 X 线有横、纵、斜 3 种方向，大都不规则地相互交错着。盲、升和横结肠的黏膜纹较结肠远段为显著。纵行黏膜纹多见于左半结肠，尤以乙状结肠下段为多，也见于结肠收缩着的部分。

（五）回盲瓣的 X 线形态与大小

1. 形态

①类圆形：开口位于中央，正位显示呈点状乃至裂隙状，与瓣的开闭形态相适应。并可见以开口为中心向外放射的车轮状皱襞形态。②半圆形：开口位于内缘正中。③倒"3"字形：回盲瓣外缘呈边缘锐利的花瓣状，形如倒"3"字。④不对称形：回盲瓣上下唇不对称，该型很少见。

2. 大小

正常应<4 cm，一般认为>4 cm 为异常。引起回盲瓣增大的原因为水肿（特发性及外伤性）、黏膜下脂肪蓄积、回肠黏膜脱垂、肿瘤和累及瓣膜的炎症。

（六）结肠的运动形式、钡剂的通过时间和生理性狭窄

1. 结肠的运动形式

X 线所见主要为挤牙膏状十分强烈的蠕动，即所谓集团运动。集团运动从结肠肝曲附近发生向前推进。正常情况下集团运动每天只发生一两次，但在钡灌肠时可频发。此外还有分节运动。

2. 钡剂的通过时间

一般情况下，口服钡剂后 1.5~3 小时盲肠即可见到，3~6 小时到达结肠肝曲，6~9 小时到达脾曲，24~48 小时内排空。

3. 结肠的生理性狭窄

结肠的某些部位可经常处于收缩狭窄状态，称生理收缩或生理括约肌收缩。收缩长度自数毫米至 10 余厘米不等。短者很像肠壁上长出的隔膜，长者呈光滑的收缩段。常见的部位为横结肠中段；其次为直肠、乙状结肠交界处，乙状结肠、降结肠交界处，降结肠下段，脾曲下段，升结肠近段及盲、升结肠交界处等共 7 处。

十五、阑尾

（一）形态和位置

表现为一条远端闭塞的盲管。可分为底、体、尖部。底部开口于盲肠内侧。阑尾一般长 5~10 cm，宽 2~4 mm，外形柔软，常呈蜷曲状。个别阑尾可以细如发丝，也可粗达 1 cm 左右。由于腔内含有黏液和粪便，可产生圆形或椭圆形充盈缺损。其位置多变。

（二）充盈及排空

阑尾的充盈是被动性的。随盲肠腔内钡剂增多，盲肠收缩后腔内压力增高，

当阑尾颈部肌肉放松时，钡剂才能进入阑尾内。一般钡餐检查显示率为75%~85%左右，钡灌肠显示率为25%。大多数阑尾内钡剂随盲肠的排空而排尽。

（三）阑尾的运动形式

可有分节运动和蠕动。

十六、腹部透视或平片大致能识别的脏器

主要有如下脏器。①横膈：左侧在胃底气体衬托下可见胃底膈肌厚度为0.3~1.0 cm，<1.5 cm。②胃泡：即胃底潴有的气体，呈半圆形透亮影，名胃泡；胃内如有相当量液体即显示有液平面。③肝脏。④脾脏：胃和结肠脾曲气体较多时可显示。⑤泌尿系器官：主要显示肾和膀胱，输尿管不显影。⑥肠内气影：成年人小肠内很少有较多气体影，偶于十二指肠及小肠内有少量散在小透亮影，甚至可见小肠环形皱襞；小儿的胃及小肠内常有较多气体，甚至可见多个小液平面，但肠管宽度及蠕动正常；成人大肠内常含少量分段气体。⑦腹侧壁：腹部平片可显于腹壁各层，自内至外为腹膜外脂肪层、腹壁肌层、皮下脂肪层及皮肤；腹膜外脂肪层位于腹膜与腹横肌之间，表现为均匀整齐的线条状透亮影，称为腹脂线。⑧腰大肌。⑨骨骼。

第三节　胃肠道病变的基本X线表现

一、胃肠道病变的基本X线表现和征象

胃肠道病变的X线表现可归纳为器质性和功能性两方面的若干征象。这两种性质的改变常是互为因果。综合起来不外下列8个方面。

（一）位置大小的改变

大小的改变即管腔的缩窄或增宽。

（二）轮廓的改变

包括向腔外突出的病变如龛影和憩室，向腔内伸入的病变表现为充盈缺损。

（三）黏膜皱襞的改变

包括黏膜皱襞的肥厚和萎缩、破坏中断或消失、聚集。

（四）紧张力的改变

即胃肠道紧张力可以增高或降低。紧张力增高多表现为痉挛，可以是局部的，也可较为广泛。紧张力增高和减低可在同一器官同时出现，如贲门痉挛的食管和吸收不良综合征的小肠。

（五）蠕动的改变

表现为增强、减弱和消失。

（六）运动力的改变

表现为运动力增速（包括激惹征象）、排空加快及运动力减弱、排空延缓甚至停止。

（七）分泌功能的改变

表现胃内潴留液的多少。小肠分泌液增多则小肠黏膜纹模糊；过敏性结肠炎分泌增加，在钡剂排空时表现为线样征。

（八）触诊所见

观察病变或胃肠道的移动度、硬度与邻近器官的关系、压痛等。

二、胃小区的病理 X 线表现

关于胃小区的病理 X 线分型，国内外有不少研究，而且相近。国内有学者主张分为以下 4 型。

Ⅰ型：胃小区形态规则，大小一致，密度均匀，排列整齐；胃小沟粗细均等，边缘清晰锐利，呈连续而规则排列的网状线条影。一般认为，正常胃小区的直径<3 mm，小沟宽度<1 mm。有的学者则认为，胃小区的显示是诊断慢性胃炎的依据，因为该型胃小区的病理改变均示慢性浅表性炎症。这样可使胃小区的 X 线表现和病理诊断达到统一。萎缩性胃炎的胃小区不易显示。

Ⅱ型：胃小区大小不等，形态不一，排列不规则，并出现小片融合现象；胃小沟增宽且粗细不均，密度不一，边缘模糊，排列紊乱，但无破坏中断。这种变化多提示明显胃炎。

Ⅲ型：胃小区失去正常环形结构，残缺不全，小沟粗细不等，破坏中断而失去其连续性。断端可呈细颗粒状、小结节状或杵样。病理改变示肠化生、异型增生或癌变。

Ⅳ型：胃小区和胃小沟完全破坏，失去其网格状环形结构，代之为深浅不一、粗细不均、极不规则的条状或斑点状钡影。此种变化多为癌性变化。

第五章　医疗设备的购置

现代化医院离不开各种各样的医疗设备。利用有限的资源，有目的、有规划地购置符合医院经营、发展需要的医疗设备，对医院医疗、教学和科研工作健康发展起着决定性作用。在购置的整个周期流程中，需要明确涉及的人员及设备配置的依据，同时严格规范购置设备的流程。除此之外，在可行性论证、招标采购、购置合同及供应商管理等环节中，也都应具有详细的章程指导。

第一节　购置设备配置依据

一、医疗设备配置的分类

随着我国医疗卫生事业改革的不断深化，为了适应当今的医疗卫生体系，强化政府宏观管理职能，国家卫生和计划生育委员会于 2004 年编制出台了《综合医院基本医疗装备标准》（以下简称《标准》）。编制《标准》是加强卫生资源合理配置的一项重要措施，是对我国各级综合医院的基本装备要求，是医院实施目标管理、加强标准化建设的重要内容。它是各级医疗机构执业和服务标准，也是卫生管理部门制定政策、监督检查时的依据。

因此，在医学装备的配置计划中，应坚持合理布局、方便群众、资源共享、高效利用的原则。针对医院分级中各级医院的综合能力、经济水平、发展状况，《标准》对各级医院的医疗设备配置水平进行了分类，具体包括基本配置和扩展配置这两类。

（一）基本配置

根据我国目前医疗卫生事业发展的状况与水平及参考《标准》，特别是我国医院分级管理评定的要求，各级医院应基本配置的医疗设备分述如下。

1. 县（市）级医院

此类医院相当于综合医院分级管理二级医院，这一级医院在我国负担着繁重的医疗任务，起着承上启下的作用，其配备的医疗设备除可开展放射影像、临床检验、生化检验的基本仪器外，还应配备普通胃肠 X 线机、半自动生化分析仪、开展基本手术的麻醉手术室医疗设备等。

2. 地（市）级医院、大型厂矿医院及部队医院

此类医院相当于二级甲等或三级丙等、三级乙等医院，这一级医院除具备上述医院的仪器设备外，还需要配备永磁或超导低场医用磁共振成像设备（MRI）、X 线电子计算机断层扫描装置（CT）、数字胃肠 X 线机、中低档彩色超声多普勒诊断系统、自动血细胞分析仪、中型自动生化分析仪、普通电子腹腔镜手术设备及麻醉机等开展中型手术必备的麻醉手术室医疗设备。

3. 中型至大型医院 ［相当于地（市）级中心医院或省（市）级医院］

此类医院相当于医院分级管理三级乙等医院或三级甲等医院，这一级医院除具备上述医院的仪器外，还应具备 1.5T 超导磁共振、16 层以上的螺旋 CT、800mA 以上的数字减影血管造影 X 线机（DSA），及数字平板 X 线成像系统（DR）、高档数字化彩色超声多普勒诊断系统等医用影像诊断设备；眼科准分子激光治疗系统、血液透析机及医用高压氧舱等医院治疗设备；重症监护病房的各种中央监护系统及其他抢救设备；麻醉手术室开展大型手术必备的医疗设备；全自动血细胞分析仪、蛋白质电泳图像分析仪等检验仪器。

4. 省（市）级大医院、医学院校附属医院、部队总医院

此类医院相当于医院分级管理的三级甲等或特等医院，这一级医院是我国骨干医院，不仅医疗质量和医疗水平高，而且是培养医学人才、出科研成果较多的医院。因此医院配备的医疗设备应反映我们国家和各地区的先进水平。所以除具备上述医院的医疗设备外，还应增加 3.0T 超导磁共振、64 层以上螺旋 CT、开展大型复杂手术必备的麻醉手术室设备、先进的检验仪器等。

以上给出的是目前我国各级医院医疗设备基本配置。具体医疗设备配置可根据实际需要结合医院本身的经济实力、科室条件自行添置，并进行扩展配置。

（二）扩展配置

扩展配置是医院在基本配置的基础上再购置一些更为先进前沿的医疗设备。与基本配置一样，医院级别不同，相应的扩展配置也不同。每一级别的上一级医院的基本配置中除去本级别医院的基本配置即为扩展配置。

以中型至大型医院（三级甲等医院）为例，其扩展配置为 64 层以上螺旋 CT、3.0T 超导磁共振、单光子发射型电子计算机断层扫描仪（SPECT）、能同时检测 15 个以上参数的血细胞分析仪、高效液相色谱仪、原子吸收分光光度仪、自动免疫化学系统仪器、通用型流式细胞仪等。

另外，省、市级大医院，医学院校附属医院，部队总医院等的扩展配置应当是当今世界发展最前沿的设备，包括 3.0T 以上的磁共振、128 层或双源超高速 CT、医用电子直线加速器（LA）、X 线–正电子发射型电子计算机断层扫描仪（PET/CT，包括正电子发射型断层仪即 PET）、伽马射线立体定位治疗系统（r 刀）、医用电子回旋加速器治疗系统（MM50）、质子治疗系统等甲乙类高端设备。

在先进的检验科实验室应能达到全实验室自动化，从样品接收、分离、自动发送到各自动分析仪分析，最后到存储区。开展分子生物学技术所需的仪器设备

在这类医院中也应当配置。当然，扩展配置无一定的标准，可根据本院的资金及发展状况选择配置。

二、编写医疗设备购置计划的依据和原则

（一）编写购置计划的依据

编写购置计划是一项非常复杂、细致的技术性工作，在计划中需要明确重点、兼顾全局、择优支持、合理配置，使计划与目标一致、科室需要与实际情况紧密结合。在这里，提供以下几点可作为医院编写购置计划时所依据的标准。

1. 依据区域卫生资源的配置规划

该规划是具有一定强制性和限定性的行政法规，由国务院卫生行政部门和各省市、自治区、直辖市卫生行政部门制订，卫生资源的配置规划实行两级管理。目前，我国大型医疗设备实行配置规划和配置许可制度。卫计委对十种大型医疗设备按品目分为甲、乙两类实行规划管理，购置前须取得卫计委颁发的《大型医用设备配置许可证》。

2. 依据各级各类医院医疗设备的配置标准

现行配置标准是卫计委委托中国医学装备协会于 2004 年编制出台的《综合医院基本医疗装备标准》，它是带有指导和规范性质的行业标准，是为了科学、合理地配置医疗设备，提高医疗设备的社会效益和经济效益。其在具体实施过程中，每家医院可以根据自己的实际情况做适当缩减或扩展配置。

3. 依据医院发展规划

医院一般紧随国家发展制订五年或十年发展规划，它是根据医院自己的医疗特色、服务对象和服务范围等实际情况拟定的发展步骤和预期目标。纳入规划中的医疗设备应当按照计划购置，并与其他相配套的设施同步进行。

4. 重点专科需要保障的医疗设备

省、市级重点专科是当地医院的特色，在一定程度上代表了医院乃至本区域的医疗水平。其关键性的医疗设备是保证该科室处于领先地位和学术水平快速发展的重要物质基础，也是医院的临床医学专业重点发展对象。因此编写购置计划时必须明确体现，认真落实。

（二）编写购置计划的原则

1. 系统性

医院是一个完整的系统，其中各科室、病房都是其大系统下的子系统。同样，医疗设备也属于其中。良好的系统能够给医院的发展带来良性循环。因此，在编写购置计划时，应将医院的医疗设备作为一个系统来研究，以减少不必要的重复购置，尤其是要控制大型医用设备的重复购置。在保证购置的治疗设备具有先进性的同时，还应保证具有相应配套的检验设备、检查设备和抢救设备。这样才能使有限的卫生资源得到合理利用，充分发挥卫生资源综合效益。

2. 资金额度

医院购置医疗设备的经费主要来源于单位自筹和固定资产折旧，还有部分政府拨款。在编制购置计划时，应根据经费多少做出计划。医院从业务收入中提取用于设备购置的经费视为医院自筹资金，医院在编制购置计划时应考虑该业务在不同时期的发展重点，从而对资金使用的方向进行调整。按照国有资产管理主管部门的规定，使用中的固定资产要提取折旧费，医院医疗设备的提取年限视不同类别分为 5~10 年。折旧提成是医疗设备维修、更新和购置的重要经费来源，要纳入规划，合理使用。其他可利用的经费有财政贴息贷款、医院发展专项资金等。

3. 结合单位的中长期发展规划

中长期发展规划是医院持续发展的目标和计划。购置计划一般是中长期发展规划的阶段性计划，是规划中进入实施阶段的一部分。

在编写购置计划时，要放眼未来，而不能只考虑眼前的需要。同时必须以规划为基础，随着医疗市场的需求变化，进行适当的调整和补充，以保证实施中的计划有前瞻性和可行性。

4. 突出重点专科的建设

只有重视重点科室的学科建设，才能凭借先进的医疗设备、优质的医疗服务和过硬的医学技术得到患者的信任。因此，在编写购置计划时，应根据重点专科建设的需要，优先保证这些科室的医疗设备更新和装备。

第二节　购置设备的流程

医院制订医疗设备购置计划有非常详细的固定程序，一般常规如下。

一、使用科室提出申请

每年年底，各业务科室根据医院下一年度医疗业务发展规划和科室计划，向医院临床工程部门提出购买医疗设备的申请，并认真填写医疗设备购置论证表。此表内容包含设备名称、资金预算、临床使用范围、使用设备人员状况、安装条件及经济效益和社会效益等。

二、收集信息，初步汇总

临床工程部门依据上年度设备购置计划执行的情况，结合本年度各业务科室医疗设备购置申请表做出初步汇总。

三、分析研究，确定初步方案

临床工程部门根据初步汇总的项目内容进行分析和研究。分析和研究的内容主要包括：科室购置要求是否具备使用条件、技术力量，配套条件是否齐全，经济和社会效益如何等。同时对于提出设备更新的项目，要组织医院设备技术鉴定委员会进行技术鉴定。只有该委员会同意后方可纳入年度医疗设备购置计划。最终，将调查和预测的有关数据、资料汇总，提出初步方案。

四、医院医疗设备装备委员会论证

设备购置计划确定初步方案后，临床工程部门应组织医院医疗设备装备委员会对初步方案进行论证。论证时，首先要确定本年度医院用于购置医疗设备的资金预算；其次确定本年度医疗设备购置计划的总体目标、重点发展业务、重点科室；然后开展各申购科室负责人现场论述。最后由医疗设备装备委员会的委员投票表决。临床工程部门根据投票情况汇总编制出医疗设备购置计划。

五、医院院长办公会讨论决定

编制出的医疗设备购置计划必须经过医院院长办公会讨论通过，并形成医院文件下发，医院院长办公会讨论时，应针对计划进行适宜性、先进性和可行性的评估论证，再针对论证结果进行综合平衡确定方案。

第三节　购置设备的论证

为了确保购置的医疗设备经济、安全、可靠，应对购置计划进行适宜性、先进性和可行性的评估论证，为医院最终的决策提供科学依据。

一、常规医疗设备的可行性论证

可行性论证包括两个方面的内容，即项目论证和技术评价。

（一）项目论证

项目论证是编制购置计划过程中的主要环节，是对设备购置的必要性和合理性等问题进行讨论，这时一般不涉及具体公司、型号、技术指标等外部条件的讨论。

1. 必要性

主要指需要购置的医疗设备在本单位的临床医疗、科研、教学工作中的必要性。一般从以下四个方面进行评估。

（1）从临床医疗水平的技术角度评价：主要看能否提高临床医疗诊断、治疗的技术水平，对挽救患者生命起到何种作用。

（2）从医疗工作需要的角度评价：是否为临床急需、特需的设备。

（3）从教学角度评价：是否为教学工作必备的设备，是否对后备人才培养有利。

（4）从科研角度评价：是否为某一项科研所需的基本和关键设备。

2. 合理性

主要是指布局的合理性。医院临床工程部门在讨论时，一定要弄清本单位内现有同类设备的台数，每台设备的功能利用情况、使用率、完好率；本区域内其他医院同类设备情况如何。要防止重复购置，以免造成购置以后使用率低，经济效益和社会效益达不到预期的要求。为了充分发挥大型医疗设备的效能，新购进的设备一定要注意布局的合理性。

3. 资金来源

在申请购置设备时，首先应评估对于购置该设备所需要的资金能否得到保证，其次需要评估医院用于购置医疗设备的资金预算是多少；如采用贷款方式，应关注贷款是否能在规定时间内偿还。

4. 使用率

通过计划所要购置的医疗设备中的各项功能要求，预测检查或治疗的患者数量或人次，也就是在单位时间内一台设备能够完成的工作量，评估设备在购置后能否充分使用，发挥其应有作用。

5. 技术水平

主要论证提出设备购置申请科室的医技人员配备和培训情况。通过评估这些人员现有的技术水平，判断在购置后能否保证该设备的正确使用、正常运行及相应功能开发。还有医院临床工程技术人员是否具有对该设备进行维修的技术水平，除生产厂家以外是否还有第三方维修途径等。

6. 安装条件

对计划购置的医疗设备论证是否具备安装条件、使用环境能否达到设备的技术要求进行论证，如电供应、屏蔽、防尘、防潮等条件是否符合要求。

7. 经济效益

对申请购置的医疗设备的经济效益进行预测，包括使用年限、每周使用的人数、收费标准、年经济收入、年运营成本，并要写出成本效益分析报告。在进行经济效益评价时，除计算一次性投入购买主机及配件购置费以外，还要考虑后期的投入，比如一次性耗材费、配件费、维修费等。

（二）技术评价

技术评价是指在购置计划批准后的购买过程中，对医疗设备的生产厂家、型号、性能和价格等内容进行选择比较和分析，然后做出决策的技术工作。

1. 技术先进性

评估计划购置设备的基本原理设计、各项功能指标、技术参数达到的先进程度，在国际、国内处于什么水平等。

2. 设备可靠性

除了设备的使用寿命以外，还需要通过如下几个方面进行评价：在设备的规定使用时间内能否保证正常使用；能否确保其各项功能、技术指标和安全指标都符合标准要求；是否通过了国际、国内的质量认证和许可等。

3. 安全性

对设备的扩散射线、电磁波、电子仪器绝缘性、漏电等会对环境、操作人员和患者带来不安全的因素进行评价。

4. 完整性

即设备的配套问题，如与功能相配套的硬件模块、连接线、配套试剂等，在进行评价时要重点讨论。如果只注意了主机的评价，而忽视了配套设备及配件的问题，会直接影响主机的使用和功能开发。

5. 可维修性

可维修性主要是指厂方能否长期提供维修资料、维修密码、技术服务、零配件及消耗品。

二、甲乙类大型医疗设备配置审批程序

国家对大型医用设备按品目实行规划管理。其规划管理类型如下。

（一）甲类、乙类大型医疗设备的品目

1. 甲类（国务院卫生行政部门管理）

（1）X 线-正电子发射型电子计算机断层扫描仪（PET/CT，包括正电子发射型断层仪即 PET）。

（2）伽马射线立体定位治疗系统。

（3）医用电子回旋加速器治疗系统。

（4）质子治疗系统。

（5）其他未列入管理品目、区域内首次配置的单价在 500 万元以上的医用设备。

2. 乙类（省级卫生行政部门管理）

（1）X 线电子计算机断层扫描装置（CT）。

（2）医用磁共振成像设备（MRI）。

（3）800mA 以上数字减影血管造影 X 线机（DSA）。

（4）单光子发射型电子计算机断层扫描仪（SPECT）。

（5）医用电子直线加速器（LA）。

（二）甲类大型医疗设备的配置规划和审批程序

由于甲类大型医疗设备资金投入量大、运行成本高、使用技术复杂、对卫生费用增长影响大，因此由国家卫计委管理并颁发配置许可证。乙类大型医疗设备则由各省级卫生行政部门管理并颁发配置许可证。

1. 甲类大型医疗设备的规划配置

根据国家卫计委、国家发展和改革委员会和中华人民共和国财政部《大型医用设备配置与使用管理办法》（卫规财发〔2004〕474 号）规定，为进一步规范甲类大型医疗设备配置审批工作，国家卫计委再次明确了审批程序和要求。

（1）规划配置：卫计委、发改委负责编制甲类大型医疗设备配置规划，确定全国规划控制数和各省（自治区、直辖市）规划配置数量，并向社会公布。卫计委依据甲类大型医用设备配置规划和相应配置标准，组织全国甲类大型医用设备配置及更新审批工作。

（2）实行大型医疗设备配置专家评审制度：卫计委组织专家开展大型医疗设备规划配置评审工作，提高大型医疗设备配置及更新工作决策水平。

2. 甲类大型医疗设备的审批程序

（1）设备申报：按照归属地化管理原则，申请配置大型医疗设备的医疗机构应通过所在卫生行政部门逐级申报至省级卫生行政部门。医疗机构申请配置甲类大型医疗设备，应对设备适用性、先进性和可行性进行论证，提交申请材料。申请材料包括：①甲类大型医用设备配置申请表；②甲类大型医用设备配置可行性研究报告；③医疗机构执业许可证复印件；④申请配置大型医用设备相应的技术人员资格证（包括执业医师证、专业技术职称证、上岗资质证明等复印件）；⑤医疗机构上年度财务报表；⑥资金来源证明（如购置资金来源为财政拨款，需要提供政府部门资金批复文件）。

（2）申报受理：省级卫生行政部门审核同意后统一上报国家卫计委。国家卫计委受理甲类大型医疗设备配置申请时间为每年的4

月和7月，受理后下发《甲类大型医用设备配置申请受理通知书》。需要注意的是，国家卫计委不受理医疗机构自行送达的申请材料。

（3）论证审批：国家卫计委每年5月和8月组织专家评审。卫计委综合专家意见和省级卫生行政部门建议，依据配置规划，批复省级卫生行政部门。

（4）公布结果：国家卫计委在批复省级卫生行政部门之后向社会公布甲类大型医用设备配置审批结果。

（5）配置批复有效期：配置批复有效期为2年，逾期未装备的，批复自动失效。医疗机构仍计划配置该品目大型医疗设备的，须重新履行报批程序。对基础设施建设周期长、技术复杂的设备，经专家论证同意，可适当延长批复有效期。

（三）乙类大型医疗设备的配置规划和审批程序

省、市卫生厅装备管理处负责编制本省市乙类大型医疗设备配置规划。根据本省市经济与社会发展状况制定乙类大型医疗设备配置标准，按周期确定全省控制数量和各市规划配置数量，讨论通过，并报国家卫计委批复后实施。配置规划应通过适当方式向社会公布。

依据乙类大型医用设备配置规划和相应配置标准，组织全省乙类大型医疗设备配置及更新审批工作。具体审批程序由每个地方根据本省市实际情况制订，但均参照国家卫计委甲类大型医疗设备配置审批程序。

第四节　医疗设备的招标采购

获批的医疗设备购置计划经过医院院长办公会讨论通过并形成医院文件下发后，医院临床工程部门应根据本单位资金情况和业务发展的轻、重、缓、急及设备效益的短、平、快原则，排出年度、季度、月采购计划，同时严格按照购置程序进行采购。

一、购置程序

由于现代化医疗设备都属于高精尖的精密仪器设备，尤其随着现代高科技水平不断发展、自动化程度不断提高，以及各项功能和检测目的不断增加，不同档次的设备价格差别也越来越大，因此购置设备要进行科学论证，合理选择，并形成一套完整的购置程序：专业调研—选择合理的购置方式—签订合同。

（一）专业调研

目前市场上各类医疗设备的品种较多，同一类产品有自动、半自动、高中低档不等，价位差异也较大。医院投资购置医疗设备的目的是不断开展新技术、新业务，保持良好的发展势力和活力，更好地为患者服务，从而增强医院的综合实力。因此，所购置的各类医疗设备必须是技术先进、各类性能符合科室需要的设备。鉴于此，在购置设备时，特别是大型医疗设备，除上面提到的技术评价外，还要进行实地专业调研。主管医院医疗设备的院长、使用科室负责人、相关使用人员及临床工程技术人员需要一起多次、反复地对准备购置的相关产品进行实地调研。专业调研主要从以下几个方面进行。

1. 科学性

准备购置某一类医疗设备时，应对该类设备在当今世界的发展状况及以后的发展趋势进行必要的调研。对使用该类设备的单位进行实地考察。了解该类设备的性能是否可靠，并从仪器的精确度、灵敏度、稳定性、耐用度等方面考虑。设备的配套一定要考察清楚，评估设备厂商所述的功能在标准配套中是否能达到，需要的附件及附带的各种工具是否齐全，设备是否有升级功能等。

2. 实用性

所购置的设备一定是社会效益好、经济效益高、回收成本快、社会评价好、群众易于接受的设备。譬如，对于医学检验设备，实地考察使用单位时，要考虑拟购设备所用试剂、消耗是否适合本单位，所用试剂是否具有开放性。同时，对提供设备的各公司实力、商业信誉、售后服务也要进行调研；还有设备的可修性、易修性、影响维护和维修的工作量及费用，各种配件是否能及时供应，厂方维修是否及时等。售后服务质量是保证医疗设备能否正常运转的关键，在实地考察时一定要弄清楚。

（二）选择合理的购置方式

随着医疗卫生体制改革的不断深化，医疗设备采购逐渐产生了很多采购模式。为了加强医院资产管理、节省资金、确保投资医疗设备的社会效益和经济效益、规范医疗设备的采购程序．常规情况下，医院购置 10 万元以上的设备，就要进行相应的招标形式采购。如有特殊情况，则采用其他相应购置方式。

1. 国际招标购置方式

根据我国的相关政策及法规，部分进口医疗设备必须采用国际招标采购。目前，必须进行国际招标的医疗设备有：磁共振成像装置（MRI）、X 线计算机体层扫描仪（CT）、800mA 以上数字减影血管造影 X 线机（DSA）、医用直线加速器（LA）、单光子发射计算机断层扫描装置（SPECT）、伽马刀等甲乙类医疗设备和其他进口设备。对依法必须进行国际招标的项目，应按《机电产品国际招标投标实施办法》中的规定，委托具有国际招标资格的招标代理机构招标。

2. 公开招标购置方式

目前，对于单价 100 万元及以上（不同地域有不同要求）的医疗设备购置，医院多采用公开招标采购的方式。公开招标是医院委托具有公开招标资格的招标代理机构通过招标公告的方式邀请不特定的法人或者其他组织投标。

3. 医院邀请招标购置方式

对于单价 10 万~100 万元的医疗设备购置，医院多采用招标采购的方式。医院邀请招标采购是指医院以投标邀请书的方式邀请三家及三家以上特定的供应商投标的购置方式。

4. 竞争性谈判购置方式

竞争性谈判购置是直接邀请两家以上的供应商进行谈判的购置方式。根据《政府采购管理暂行办法》《中华人民共和国政府采购法》，当有下列情况之一

时，经医院相关部门批准，可采用

竞争性谈判购置方式：①公开招标时，只有两家投标公司而没有达到招标公司规定的三家及以上投标公司；②出现了不可预见的急需购置，而无法按照招标方式购置的；③对高技术含量有特别要求，且只有几家公司产品符合要求的；④财政部门认定的其他情形。

5. 单一来源购置方式

单一来源购置方式是指购置单位向供应商直接购买的方式。根据《中华人民共和国政府采购法》，属于下列情况之一的，可以采取单一来源购置方式：①唯一产品，只能从特定供应商处购置或供应商拥有专利权，而且无其他合适产品替代的；②继续购置经过公开招标或院内邀请招标的产品，招标结果在 1 年内的；③在原招标目的范围内，新增合同的价格不超过原合同价格的 10%，必须与原供应商签约的；④原购置的后续维修、零配件供应、更换或扩充，必须向原供应商购置的；⑤从残疾人、慈善机构购置的；⑥财政部门认定的其他情形。

6. 询价购置方式

对于单价 10 万元以下的医疗设备购置，医院多采用询价订购的方式。询价购置是指对三家以上的供应商提供的报价进行比较，以确保价格具有竞争性的购置方式。这种购置方式的优点是简便客观、机动性强，可广泛地应用于规格多、数量小、供货厂家多的医疗设备购置过程中，尤其适合于急诊抢救设备和单价 10 万元以下常规医疗设备的购置。经医院相关部门批准，达到限额以上的单项或批量购置的现货属于标准规格且价格弹性不大的，也可采用询价购置。这种形式同样适用于质量技术要求较高、市场资源相对偏紧的品种或属于卖方市场的商品。

7. 国家行政部门集中采购方式

该方式是政府采购的一种形式，是经省市级政府或部队采购监管部门批准，由卫生行政主管部门组织各医疗机构联合进行采购的一种方式，一般适合于政府统一拨款或专业性强的医疗设备。可在展览会或博览会上寻找到合适的产品与厂商进行购置谈判。

（三）签订合同

选择合理的购置方式购置设备，其结果经有关部门审核、核准后，医院应在规定的时间内与供货方签订合同。由医院主管设备的院领导、临床工程部门负责人、财务科科长、临床使用科室主任、审计部门人员、临床工程技术人员与中标公司负责人进行商务谈判，

签订供销合同及相关协议。价格、付款方式、交货期、技术服务等条款一定要在合同中书面确认。对于厂商提供的合同，在盖章前必须认真审查确认。签订合同的细节，将在后续章节中详细阐述。

二、招标流程

随着医疗卫生体制改革的不断深化，反腐倡廉制度不断实施，医院医疗设备购置逐渐实行了招标采购。为了加强医院资产管理、节省资金、确保投资医疗设备的社会效益和经济效益，规范医疗设备的采购程序，非特殊情况下，购置单价10万元及10万元以上的医疗设备，均应采取招标的形式进行采购。

（一）国际招标

根据相关法律规定必须进行国际招标购置的医疗设备，在购置时按招标程序。

1. 向政府相关机构项目申请

医院制订计划，报政府购置办公室审核办理国际进口产品招标，应严格按照《机电产品国际招标管理办法》中有关规定进行项目申请。对于部分产品，医院

还要向当地商务机电部门申请外汇额度，将申请的外汇额度提交到省市级机电产品办公室审核批准。

2. 委托招标公司签订委托协议

医院应按《机电产品国际招标投标实施办法》中的规定，委托具有国际招标资格的招标代理机构招标，并签订委托代理协议。

3. 编制招标文件

医院根据前期的市场调查、专业调研及医院的实际需求，制订招标要求，即招标技术参数和规格，包括设备名称、数量、设备用途、主要规格及系统功能概述、技术参数及要求、商务要求（含备品、配件、技术培训、售后服务、到货期及付款方式）。招标公司根据医院的这些要求，按照国际招标的模式，制作招标文件。

4. 专家审核后网上公示项目招标文件

编制成的招标文件要提请专家审核。在国际招标专家评审库随机抽取3位以上专家对招标文件进行审核，招标文件必须对3家以上公司产品做到公平、公正，不能含有对某一公司产品存在歧视性条款。如需要修改的，则返回到医院更改确认。

5. 网上公示招标项目招标文件

招标文件通过专家审核后即可对项目进行公示。公示时间一般为20天。

6. 成立评标委员会

对开标的结果评标。评标委员会由国内该招标产品方面的专家、医院需求方、国际招标代理机构代表等5人及以上单数组成。评标委员会应当严格依据招标文件规定的商务、技术条款对投标文件进行评审．并写出评标报告。

7. 公示评标结果

评标报告上报行政部门审查并经物资采购机构审核后，形成评标结果。评标结果必须在网上公示 10 天，公示期结束后，评标结果自动生效。

8. 发送中标通知函

招标公司将评标结果分别通知医院和中标公司。医院根据评标结果通知书通知中标公司签订供货合同。

(二) 公开招标

根据我国相关法律规定，购置单价 10 万元及以上（不同地域有不同的要求）的医疗设备，医院多采用公开招标订购的方式。

1. 医院提出购置计划

医院根据整体医疗设备规划，提出相应购置计划。

2. 委托招标公司签订委托协议

委托具有公开招标资格的招标机构招标，并签订委托代理协议。

3. 编制招标文件

医院根据前期的市场调查、专业调研及医院的实际需求，制订招标要求，即招标技术参数和规格，包括设备名称、数量、设备用途、主要规格及系统功能概述、技术参数及要求、商务要求（含备品、配件、技术培训、售后服务、到货期及付款方式）等。招标公司根据医院的这些要求，按照招标的模式，制作招标文件，并返回到医院签字确认。

4. 网上公示招标项目

招标文件经过医院签字确认后即可对项目进行公示。公示时间一般为 20 天。

5. 成立评标委员会对开标的结果评标

评标委员会由省市内该招标产品方面的 4 名专家和 1 名医院需求方代表等 5

人组成。评标委员会应当严格依据评标原则及程序进行评审，写出评标报告。

6. 公示评标结果

评标报告上报行政部门审查并经物资采购机构审核后，形成评标结果。评标结果必须在网上公示 10 天，公示期结束后，评标结果自动生效。

7. 发送中标通知函

招标公司将评标结果分别通知医院和中标公司。医院根据评标结果通知书，通知中标公司签订供货合同。

（三）医院邀请招标

购置单价 10 万元以上至 100 万以下的医疗设备，均可采取医院内部邀请招标的形式进行采购。实施医院邀请招标由医院设备招标委员会负责。招标主要由如下程序组成。

1. 编制招标文件

编制招标文件即制订标书。编制招标文件是根据实施招标前的专业调研情况而定，并由医院临床工程技术人员、临床使用科室主任及该项目的负责人共同编写。

2. 成立评标委员会

评标委员会中必须有临床使用科室主任及负责该项目的相关人员，同时医院主管设备的院长、临床工程部门负责人、临床工程技术人员、监督审计科科长等人员也必须参加。医院应选派思想好、作风硬、业务精、纪律强的人员参与评标。评标专家的组成是在开标前，由医院招标委员会在设备采购监审委员会负责人的监督下从专家库中随机抽取；当被抽中人员不能参加评标时，可在专家库内再抽取人员，组成评标委员会，总人数为奇数，以利于表决。评标委员会名单在开标前应应当保密，不得泄露。

3. 开标、评标及中标

（1）开标：招标文件经医院审核批准后即可发售，投标厂商根据招标文件拟定投标文件并按规定期限投标。为了确保开标进行，在开标前应制订开标程序，确定主持人、唱标人、监标人、记录人员及协调人员。确定各项内容的先后顺序、评标的方法和评分标准。按照开标秩序确定投标公司。投标公司必须有三家以上，如不够则应向有关部门申请并得到许可，方可开标。在设备采购监审委员会的监督下，检查标书的有效性，并当众开启投标文件，宣读投标人名称、设备名称、型号、报价等内容，开标过程应当记录并存档备查。

（2）评标：开标后，评标委员会对所有的投标文件进行审查评议．对每份投标文件加以分析、评价。评标委员会综合比较各投标设备性能、质量、价格、交货期和投标方资信情况等因素，依据公正、科学、严谨的原则和招标文件的要求进行评标。

三、招标文件的编写

招标文件是医院对所需购买医疗设备和厂商各方面要求的实际书面反映，也是投标人投标和评标专家评标的重要依据，因此编写招标文件工作至关重要。编写一份内容完整、条款清楚、表达准确的招标文件，是一项有难度的技术性工作。

（一）招标文件编写目录

招标文件的编写有相对固定的目录。

第一章：投标邀请书

第二章：投标人须知前附表、合同通用条款前附表

第三章：招标货物说明、技术参数、规格及要求

第四章：评价标准及方法

第五章：投标人须知

第六章：合同通用条款

第七章：合同书格式

第八章：投标文件格式

（二）招标文件具体内容

招标文件包含商务文件和技术文件。具体包括以下内容：招标邀请、投标须知、设备说明、技术参数及规格、合同条款及合同格式、招投标文件组成和格式等。招标文件中，除了设备说明和技术参数：规格外，其他内容均有相对固定的格式。而设备说明和技术参数、规格是招标文件的核心，因此这一部分变得尤为重要。

1．投标邀请书

投标邀请书由招标单位项目负责人签发，内容包含招标单位的名称、地点、联系方式、招标项目和编号、标书发放和投标时间等。

2．投标须知

投标须知应详细说明对投标人在投标资质、投标文件制作等方面的具体要求，譬如，投标某类产品应具备的资质及授权文件、交货期、运输方式、交货地点以及着重指出的说明文件和说明资料。

3．设备说明

设备说明包含以下内容：医疗设备名称、采购数量、设备用途、售后服务、付款方式等。

4．技术参数和规格

技术参数和规格是指本次招标设备的技术规格及性能指标、质量验收标准、产品备件及专用工具、一次性消耗品的供应、技术资料和技术服务。其中技术参数包括一般技术参数和主要技术参数。主要技术参数是指所购设备必须达到的技术条件，是整个标书的核心部分。医院在填写主要技术指标时要考虑各方面的实际情况，在满足要求的同时尽量减少主要技术参数的款项，技术参数必须要有三家以上公司的设备能同时达到。

5. 合同条款及合同格式

合同是经济活动的法律依据，由供需双方单位法人或法人授权人签署。因此招标文件中的合同条款应与中标结果签订的合同内容相一致。同时必须明确双方在合同实施过程中所应享有的权利、承担的责任和义务。招标文件中提供的合同格式是今后双方签署合同的草案，一般采用国际、国内通用的标准合同格式，以确保合同条款在应用和理解中的一致性。

6. 投标文件的格式

投标文件的格式要求投标人在编写投标文件时必须有固定的模式。对于投标人来说格式是编写投标文件最关键、最具体的内容，特别是技术偏离表和商务条款偏离表，将是评标的重要依据。投标人必须严格按照相关要求，逐条逐句去准备，否则就容易被废标。具体包含如下内容：①投标书；②开标一览表；③投标分项报价表；④备品备件分项报价表；⑤产品销售业绩；⑥设备交货明细表（即装箱单）；⑦投标货物技术文件；⑧技术规格响应、偏离表；⑨商务条款响应、偏离表；⑩投标资格证明文件、法定代表人授权书、制造商的资格声明、贸易公司（作为代理）的资格声明及制造厂家授权书等各种文件。

（三）招标文件的规范性

招标文件是医院采购医疗设备的正式书面反映，编写成功与否对整个招标工作具有很重要的影响，因此一定要清楚文件的规范性。对招标文件的要求有如下几点。

（1）招标文件所有条款应该明确、条理清楚。

（2）招标文件技术参数及要求反映医院的需求。

（3）招标文件应详细完整地阐述该标项目的技术条款和商务条款，技术服务及质量保证、安装培训及验收标准、随机提供的技术资料、交货期、维修响应时间及零配件的供应，以及付款方式。

（4）招标文件应提出投标方所应准备的投标资料和厂商资质证明材料，招标邀请中明确告知开标时间、地点和联系方式，投标书应密封盖章，逐页签字，一式五份。

招标文件编写完毕后，必须按规定送专家组审核，为保证公平竞争，标书中不得有针对或排斥某个潜在投标方的内容。未经有关部门同意，不得擅自修改已审定的招标文件。

（四）编写招标文件的技巧

编写标书的难点主要是设备技术规格、技术参数及加注"＊"的条款。技术规格、技术参数体现医院需要哪种性能和功能的产品号部分标明了产品的档次和质量。实践证明，只要从以下几个方面入手，就能编写出高质量的标书。

1. 确定好设备的档次和配置标准

根据前期医院医疗设备购置计划以及医院实际情况和投入资金

量，拟定产品的技术规格和配置标准，确定档次和价格范围。

2. 认真做好专业调研

通过对已经购买并具有代表性的用户实地考察，可以准确地掌握产品质量的真实性、可靠性及售后服务保障情况。

3. 选择多家同类产品比较

选择多家同一档次的产品，要求厂家提供产品样本、标准配件等。了解它们的指标和特点。

4. 仔细分析技术规格和性能

标书人员要仔细阅读每一个厂家的产品技术资料，以便分析和比较各个产品的技术规格、性能和配置；弄清同一档次高端产品和低端产品的具体差别，编写出招标产品的技术规格一览表。

5. 合理利用"＊"号

"＊"号是关键技术参数，对其标注主要是为了防止那些达不到医院拟定档次的产品参与竞标。

(五) 编写招标文件注意事项

招标文件是医院对购买医疗设备性能、技术指标等各个方面的具体要求，编写招标文件工作至关重要。在实际编写过程中，要注意以下几点。

1. 严格遵守"公平"原则

招标文件中技术指标必须要有三家以上公司的设备能同时达到，不能有明显的倾向性，或完全照搬某一厂商的技术指标。

2. 贯彻"实用、先进、合理"的原则

在招标文件中，号具有体现医院购买医疗仪器设备的意愿、规范投标人的选择、限定设备档次的作用。特别是在国际招标中，若有其中一条"＊"号不能满足将导致废标。因此在具体加注"＊"号项目上，必须慎重、认真对待。既要考虑到设备技术的先进性、产品的成熟性，也要从医院实际需求出发，贯彻"实用、先进、合理"的原则。

3. 要注意把握分寸

善于综合归纳每个厂家之所长、突出重点、把握要点、注意分寸，不要过分攀高。要运用标书的编写来调动投标人的积极性。否则，不能保证达到招标规定的厂商数量。

4. 语言规范

招标文件的语言要精练、条理要清楚、内容要明晰；不要含含糊糊，特别是技术要求上不能模棱两可、拖泥带水。

第五节　医疗设备购置合同的签订

一、谈判签约过程

在医疗设备购置过程中，签订合同是一项非常重要、极其复杂的工作，它涉及的内容很广泛。医院谈判代表不仅要具有扎实的临床工程专业知识，还要有法律、经济等相关知识，必须有很强的综合素质。签订合同前，医院要与供货厂家进行艰苦的谈判。

（一）合同签订前的谈判

谈判是医院与供应方为了实现医疗设备的买卖就权利、义务进行协商的过程。医疗设备经过选型、论证、效益分析招标后，双方才可进入洽谈签约过程，这个过程也称为商务性谈判。

1. 谈判的前期准备工作

在医疗设备购置的谈判过程中，事先必须了解谈判信息，拟定谈判计划。通过调查研究、广泛收集资料，为正式谈判做好充分的准备工作。

（1）收集资料：主要是收集该设备标准配置和报价、可选配件的种类和报价、不同厂商同一档次产品的配置和报价、供应商的信誉与服务能力等资料。收集资料越全面，谈判时医院就会越主动。

（2）拟定计划：是对所搜集的资料进行认真分析、研究并综合各种因素而制订的计划。收集到的资料一定要进行认真分析，对拟购置医疗设备的功能、性能、配置和价格进行更进一步的了解；同时可以提出在配置外的选配件赠送、质保期的延长、增加设备使用人员和临床工程技术人员的培训等问题。在此基础上，确定谈判目标、拟定谈判方案，明确谈判要达到的目的。

2. 谈判时遵循的原则

谈判时遵循的原则是指在谈判过程中，双方应当遵循的思想和行为准则。

（1）合法原则：所谓合法是指谈判活动必须符合法律的范畴。在市场经济环境中谈判是一个复杂的求同过程。在这个过程中，利润和利益是矛盾的焦点，在一定程度上涉及个人利益，因而时常会出现欺诈与诱骗、行贿与受贿的违法行为。因此谈判必须建立在一定的法律规范及特定的惯例和道德观念上。谈判双方不能从事违法的交易，不能以牺牲单位的利益为代价，假公济私或损公肥私。

（2）平等互惠原则：买卖既是矛盾的对立体，又是需求关系，具有互融性。谈判的目标是要双方满意，谈判双方应当清楚，任何一方都应该让出一定的利益给对方，而不是独占利益。只有遵循平等互惠、友好协商的原则，才能使谈判在真心诚意的基础上进行。但是应该争取的利益还是要据理力争，不要无原则地让步。

（3）灵活原则：是指在谈判过程中不能太过于教条，应当抓住重点，把握分寸；应当学会妥协，因人、因时而异，通过适当的妥协、让步达到预期的目的。

（二）签约过程

经过谈判、友好协商，在双方意见达成一致后即可签订合同，在签订合同时要注意检查各项内容是否有差错，当确认准确无误后签字盖章。如果双方在付款、安装、维修、人员培训等方面有具体要求，可以在合同之外以备忘录或协议书的形式作为合同的附件。

二、订购合同及内容

《中华人民共和国合同法》规定："合同是平等主体的自然人、法人，其他组织之间设立、变更、终止民事权利义务关系的协议。依法成立的合同受法律保护。当事人订立合同，有书面形式、口头形式和其他形式。"

（一）订立合同的原则

订立合同时必须遵守守法、平等、自愿、公平及诚实信用五大原则。

（二）医疗设备合同的内容

合同的内容即合同的条款，它是订立合同的主要方面，合同的内容完整而具体，有利于合同的履行，一旦发生纠纷，也便于明确双方的责任。一般包括以下内容。

1. 买卖双方名称和地址

这一条款是关于合同主体的规定，明确主体才能确定合同双方的权利和义务，出现纠纷时也能准确地确定责任人。

2. 货物名称

货物名称是双方当事人权利义务指向的对象。订立合同时，货物名称必须明确、具体、尽量统一，必须是双方认可、行业内允许的名称。

3. 数量、标准与计量

这是合同中最重要的条款之一，在合同中应明确规定数量，以免出现合同纠纷，如果带有易耗品、配件、工具等也要标明数量。合同项下交付的货物应符合招标文件中"招标货物技术规格、参数及要求"所述的标准，如果没有提及适用标准，则应当按照对买方有利、符合中华人民共和国有关权威机构颁布的最新版本的相应标准。除非招标文件中另有规定，否则计量单位均采用中华人民共和国法定计量单位。

4. 交货地点及时间

交货地点及时间根据合同谈判或招标文件的相关规定而定。卖方通常在合同规定的交货期前五日以传真形式通知买方。

5. 包装与标记

卖方应根据合同货物的不同形状与特点，对所提供的全部货物均应按标准保护措施进行包装，以防止货物在运转中损坏或变质。这类包装应采取防潮、防晒、防锈、防腐蚀、防振动及防止其他损坏的必要保护措施，从而保护货物能够经受多次搬运、装卸及长途运输。根据货物的特点和运输的不同要求，卖方应在包装箱上清楚地标明"小心轻放""此端朝上，请勿倒置""保持干燥"等字样和其他适当的标记。

6. 运输和保险

卖方负责办理将货物运抵规定的交货地点等一切运输事项，相关费用应包含在合同总价中。卖方应在合同货物起运前或同时对装运的货物向保险公司投保。该保险应覆盖合同货物自卖方的发运仓库起至买方指定的安装现场开箱验收完毕止。

7. 备件、专用工具、资料及其他

合同中应规定卖方应提供买方要求的有关合同项下的备品备件及其他。

8. 服务合同条款

服务合同条款必须包含卖方应提供的各项服务，譬如，提交所供货物的技术文件：产品目录、图纸、操作手册、使用说明、维护手册或服务指南；对买方人员进行培训。卖方提供的服务费用应含在货物的合同总价中，买方不再另行支付。

9. 质量保证合同

质量保证合同规定卖方应保证合同项下所供货物是全新的、未使用过的，技术水平是先进的、成熟的，并完全符合合同规定的数量、质量、工艺、设计、形式、规格和技术性能，满足合同技术规范的要求。卖方还需要保证，合同项下提供的全部货物不存在设计、材料或工艺上的缺陷。货物在其正确安装、正常使用和保养条件下，

在其使用寿命期内应具有满意的性能。除非招标文件中另有规定，否则质量保证期为产品安装验收合格之日起至少1年（12个月）。

10. 检验和验收

买卖双方根据货物的技术规格要求和质量标准，选定双方认可的法定质量检测机构对货物进行检查验收。验收费用应包含在合同总价中，买方不再另行支付。

11. 合同价格

买卖双方所签合同货物的单价和总价是按合同交货期交货的最终结算价，不受任何条件因素的影响，在整个履行的合同期间有效。

12. 支付币种

合同中规定常规以人民币支付。

13. 履约延误

卖方应按照招标文件中确定的交货期完成交货和提供服务。在履行合同过程中，如果卖方遇到妨碍按时交货和提供服务的情况时，应及时以书面形式将拖延的事实、可拖延的时间和原因通知买方。买方在收到卖方通知后，应尽快对情况进行评价，并确定是否通过修改合同延长交货时间。如卖方无正当理由而拖延交

货，将受到没收履约保证金、加收误期赔偿费或违约终止合同等方面的制裁。

14. 违约赔偿费

如果卖方没有按照合同规定的时间交货和提供服务，或买方没有按照合同规定的时间付款，都要给对方赔偿。

15. 不可抗力

买卖双方因不可抗力而导致合同实施延误或不能履行其他合同义务时，双方由此产生的损失不得向对方提出索赔要求，也不承担误期赔偿费或终止合同的责任。不可抗力事件包括但不限于战争、严重火灾、洪水、台风、地震及双方约定的其他事件等。

16. 争端的解决

在执行合同发生的或与本合同有关的一切争端，双方应通过友好协商解决，如协商不能达成协议时，任何一方可以提请法律仲裁。

17. 适用法律

合同应按照中华人民共和国的现行法律进行解释。

18. 合同生效及其他

合同应在双方授权代表签字并加盖双方公章和买方收到卖方提交的履约保证金后（如果需要的话）生效。合同有效期至双方均已完成本合同项下各自的责任和义务为止。

（三）招标医疗设备合同中的有关术语

1. 合同

合同系指买方和卖方签署的、合同格式中载明的买卖双方所达成的协议，包括所有的附件、附录和招标文件所提到的构成合同的所有内容。

2. 合同价

合同价系指根据合同规定卖方在正确地履行完合同义务后，买方应支付给卖方的价格。

3. 买方

买方系指标书的购买货物和服务的法人或其他组织。

4. 卖方

卖方系指与买方签订本合同协议书并提供合同项下货物和服务的公司或实体。

5. 天

天系指日历天数。

6. 原产地

原产地系指货物的生产所在地，或提供辅助服务的来源地。

7. 验收

验收系指买方依据招标文件的要求、卖方投标文件的承诺及本合同的规定，接受卖方所提供货物时应依据的程序和条件。

8. 质量保证期

质量保证期系指本合同项下的货物从最终验收合格后至该设备招标文件中规定的时间。

（四）进口医疗设备的外贸合同

医院进口部分医疗设备时，不能直接跟外商签订供货合同，必须按照国家对机电产品进口管理的规定和要求，办理好各种相关的进口手续后，委托给具有进口经营权的外贸专业公司对外签订进口贸易合同，这种合同简称外贸合同。

1. 外贸合同的主要内容

外贸合同涉及的法律关系非常复杂，包括运输、国际保险、国际支付、海关、商检及外贸管制等方面，具有很大的风险性。为了控制风险，防止内容或文字上造成的疏漏，一般使用标准合同，即"格式合同"。其主要内容包括约首部分、基本条款、约尾部分。

（1）约首部分：一般包括序言、合同名称、合同编号、缔约双方名称、地址、电话和传真号码等项内容。

（2）基本条款：这是合同的主体，其中包括品名、品质规格、数量或重量、包装、价格、交货日期、装运口岸、目的口岸、运输、保险、付款方式、检验、索赔、不可抗力和仲裁等项内容。商定合同主要就这些基本条款如何规定进行磋商，达成一致意见。

（3）约尾部分：一般包括订约日期、订约地点和双方当事人签字等项内容。

2. 签订外贸合同

外贸合同在医院办理齐全机电产品进口手续后，由所委托的外贸专业公司负责签订。为了提高履约率，在规定合同内容时应考虑周全，力求使合同中的条款明确、具体、严密和相互衔接，且与磋商的内容一致，以利于合同的履行。外贸合同要有正本和副本，正本由外贸专业公司存档，副本交给医院保存。医院收到后要认真仔细地核对，发现问题应尽快向签订合同的外贸公司反映，并及时修改。

三、签订合同的注意事项

经过招标、谈判双方达成一致意见后，就要签订供货合同。虽然《民法典》已明确规定了各种合同的条款、格式和相应的具体内容，但是在签订合同时还有很多需要注意的事项。

（一）认真签订合同

合同是供需双方经济贸易中具有法律效力的重要文件，合同签订双方要对合同负责，任何一方违反合同规定，应受到经济和法律的制裁。因此在医院购置医疗设备时，一定要认真签订供货合同，其各项条款必须严谨明确，责任分明，要把谈判中所包括的内容准确地反映在合同中，以免在执行时发生问题，无法解决。

（二）认真做好谈判工作

谈判是签订合同前的重要内容，谈判时既要坚持原则，又要灵活处理。对影响功能、技术指标的重大问题不能让步，对不影响设备质量的问题可以做一些让步，以达到互惠互利的原则，使双方取得一致的意见。

（三）认真履行合同

合同签订以后，要及时通知使用部门、财务部门及有关领导；告知到货时间，做好接货、验收安装准备工作。

（四）严把外贸合同关

进口医疗设备的订货合同签订过程比较复杂，涉及国际法律及国际贸易习惯做法和双方谈判等，应有外贸人员参与共同完成外贸合同的签订，同时应与外贸公司签订委托进口代理协议。

（五）注重售后条款

保质期是对产品质量的保障，在保质期内若出现产品质量问题，供应商应当无偿予以更换。保修期是对产品维修的保证，在保修期内出现设备工作不正常时，供应商应该负责免费维修。保质期和保修期是两个截然不同的概念，前者强调品质的承诺，后者主要是服务保证。因此在签订涉及售后服务的条款时，一定要强调是保质期，而不是仅仅一年的保修期。同时设备在安装验收合格后，要及时使用，以便在保质期内及时发现性能和功能等潜在的质量问题。

（六）及时纠正合同

如果合同履行将会损害国家利益和社会公共利益，双方当事人应当及时变更、中止或者终止合同。有过错的一方应当承担赔偿责任；双方都有过错时，各自承担相应的责任。

第六节　供应商管理

供应商的选择与管理是医院在医疗设备购置工作中的重要环节。医疗设备质量关系到患者的生命和医院的声誉，在购买和验收过程中，应当把选择供应商纳入计划中，医院临床工程部门人员要熟悉医疗设备生产厂家与医疗设备销售模式，了解相关的法律法规，通过规范的选择程序，确定良好的供应商作为战略性合作伙伴，与医院共担风险、共同发展。

一、医疗设备供应商应具备的资质

（一）医疗设备生产企业应当具备的有关条件

1. 生产条件

医疗设备生产企业应当具备与所生产医疗设备相适应的工程技术人员和技术工人，厂房、设施、协作配套条件及卫生环境，生产技术管理规程，质量保证体系，符合国家对医疗设备生产管理的有关要求和规定。

2. 证件

医疗设备生产企业应当具备营业执照，第二、三类医疗器械生产准许证，国家颁发生产许可证。生产许可证有效期一般为 5 年。进口产品应具有国家市场监督管理总局颁发的进口医疗器械注册证、进口商品安全质量许可证、医疗器械产品注册登记表。

（二）医疗设备经营企业应当具备的有关条件

1. 经营必备的条件

医疗设备经营企业应当具备与所经营医疗设备相适应的经营场所、仓储设施、卫生环境和检测手段，具备相应资质的质量检验人员和销售人员，具备经营所需要的资金，符合国家对医疗设备经营管理的有关规定。

2. 经营必备的证件

医疗设备经营企业应当具备营业执照、医疗器械经营准许证（有效期 5 年）；所经营产品的生产许可证及厂家授权经营的代理授权函相关证件。经营的进口医疗器械必须具备国家批准进口的相关证件。经营第三类医疗器械的企业必须向国家医药管理局备案；对售出的保修期内的医疗器械必须负责维修或调换；对经过调试不能达到产品标准的必须给予退换。

二、医疗设备供应商的管理办法

（一）医疗设备的销售方式

1. 直接销售

该模式是指厂方不经过中间环节，直接向用户销售。一般情况下，大型医疗设备尤其是甲、乙类医疗设备等高、精、尖产品，大多以直销为主。这种销售模式要求厂家具备比较庞大的销售队伍和销售网络来保证企业的市场占有率。设备的安装调试、维修等工作由厂家直接承担，厂家直接销售一般为出厂价。

2. 代理商

代理商是指不拥有商品所有权的中间商。代理商的职责是将厂家的设备卖给批发商或最终用户，同时会提供一些技术服务。代理商一般没有库存，所以代理商实际上是推销商。生产厂家接到代理商的订单以后直接向用户发货。

3. 经销商

经销商是指拥有商品所有权的中间商，也称为一级经销。经销商与生产厂家签有一定任务额度的经销合约，并根据合约向厂家订货，然后以自己的名义销售。经销商除了承担购货风险外，还要有存货、促销、宣传、广告，以及给用户提供信贷、发展和维修服务等。中小型医疗设备多采用这种方式销售。

4. 二级经销商

二级经销商即分销商，分销商与经销商签有一定任务额度分销合约，并根据合约向经销商购货，然后以自己的名义销售。分销商除了承担购货风险外，还要有存货、促销、宣传、广告及给用户提供信贷、发货和维修等服务。

(二) 医疗设备供应商的管理

供应商的优劣直接影响到医疗设备的应用及成本控制，因此要全方位加强医疗设备供应商的管理。

1. 合理选择供应商

(1) 选择能提供性价比最高产品的供应商：选择供应商的首要条件是其供应的医疗设备质量可靠，故障率低。其次，在产品质量可靠的前提下，应当选择性能价格比最好的医疗设备，在选择供应商时，设备价格的高低与购买的数量和付款时间有直接关系。

(2) 选择交货及时的供应商：交货及时是选择供应商的基本条件，对于大型进口医疗设备，更应严格执行合同规定的交货时间。

（3）选择服务和信誉好的供应商、整体服务水平高、履行合同的承诺能力强，是医疗设备及时安装到位、后期服务到位的保障。

2. 建立新型的、良好的供应商合作关系

在我国，随着市场经济的不断完善，传统的、简单的医院与供应商买卖关系已经转向医院有选择地与部分供应商建立战略伙伴关系。随着知识、信息应用日趋强化，高新技术的医疗设备更新换代速度加快，使得过去供应方式不能适应。医院为了持续发展，急需质量安全可靠、持久性技术支持的合作。因此新形势下的供应商关系不仅仅是竞争，更应该着眼于长久的合作。医院与部分供应商建立战略伙伴关系，建立共同目标，制订共同战略发展计划。通过战略伙伴关系，提高供应商的供应质量和保障能力，有利于医疗设备在临床上的应用，最大限度地发挥效益，最终实现"双赢"。

3. 综合评价机制

（1）内部评价：由医院临床工程部门、临床业务科室、财务、审计等部门相关人员组成小组，参与讨论、共同评价与选择。同时也可邀请院外的相关专业人员参与选择。

（2）综合评估：通过使用直观判断法、评分法、加权综合评分法等对供应商进行全面的综合评估。

（3）建立供应商信息库，实现信息化管理：对供应商的名称、地址、联系电话、信誉等级、所经营产品、价格、货物运输时间、售后服务、合同与发票管理等方面进行信息化管理，并最终实现程序化、规范化管理。

第六章　医疗设备的应用管理

医疗安全、医疗质量是医院发展的重中之重，是医院管理工作中永恒的主题，它直接关系到患者的健康。目前，医疗设备在临床使用过程中，因质量问题和维护不当而引发的不良事件日益增多。因此，如何保障医疗设备临床使用安全，进一步保证医疗安全，是当前医疗卫生机构目前面临的重要问题之一。

在国内，医疗设备的管理主要是由卫健委、国家市场监督管理总局等部门负责。

国外的管理现状与我国的管理模式有所区别。欧盟的医疗设备监督管理基本上采用欧盟各国协调一致的标准，即欧盟认证（CE 认证）。现在安全与质量标准主要源于国际电工委员会（IEC）和 1SO，标准前带有 EN 符号，如 EN-IEC80803.3，不同类别的医疗设备获取 CE 标志的条件不同。

美国将医疗设备纳入美国食品药品监督管理局（FDA）管理范畴。医疗设备安全与质量方面的标准大多由非官方机构制订。比较有代表性的是美国医疗仪器发展协会（AAMI），其标准主要以 ISO13489 和 ISO13488 为基础，内容包括从生产到使用的各种标准，其中医疗设备管理与电气安全指标为医院临床工程部门所采用。

日本对医疗设备的管理采用中央集权方式，负责医疗设备管理的机构是厚生省（卫生部）。

第一节　医疗设备的临床使用安全管理

一、医疗设备临床使用安全管理的意义

根据《医疗器械临床使用安全管理规范》中的定义，医疗设备临床使用安全管理是指医疗机构在医疗服务中涉及的医疗设备产品质量、使用人员、操作流程、技术规范、设备环境等的安全管理。医疗设备使用安全是保证医疗质量的前提，其根本目的是贯彻预防为主的方针，为提供优质的医疗服务创造技术条件。加强医疗设备

临床使用安全管理工作，可以有效降低医疗器械临床使用风险，提高医疗质量，保障医患双方合法权益。我国于 2000 年引入了《医疗器械风险管理的标准和应用指南》（ISO14971）。

二、影响医疗设备安全的因素

医疗设备安全问题在国内一直没得到相应的重视。医疗设备的使用环境、设备本身的质量、设备对环境和人体的影响等多方面因素直接或间接关系着医疗设备的安全问题。

（一）医疗设备的环境安全

温度：医疗设备在工作时，其内部的电子元器件做功产生热量，当温度过高时，常常引起设备故障，严重的会引起火灾。

湿度：医疗设备的工作环境要求必须干燥，湿度过低或过高都会影响设备的性能。湿度过低可引起设备的某些材料变形、扭曲，造成故障；湿度过高会导致元器件电器性能变坏、精密部件生锈而降低性能。特别是在南方梅雨季节，很多

水汽凝结在设备的电子元器件上，引起芯片管脚之间绝缘度降低，易引发短路或高压打火故障，从而造成设备损坏。

灰尘：静电感应可使灰尘附着于元器件表面，既影响元器件的散热，又影响其电气性能。如大型设备的电源，若灰尘附着过多，会影响风扇的转数，阻碍其内部散热，进而影响其工作功率，导致设备出现无法开机等故障。

（二）医疗设备的电气安全

医疗电气安全是医疗设备应用安全和质量保证的最基本的安全要素。医务人员及患者与医疗设备的接触频繁，人体经常会直接或者间接地接触带电设备，尤其是一些手术、急救设备，如高频电刀、呼吸机、除颤仪等，如果没有电气安全保护会带来很多危险。一旦发生电气安全事故，不但设备本身损坏，更严重的是危及医患人员的人身安全。

在采购过程中应选择通过 EMC 测试的医疗设备：在医疗设备安装场地布局中应考虑设备之间的相互干扰和影响；认真分析各种设备的电磁兼容性问题，在制订设备的操作规程时明确使用方法和注意事项，避免相互干扰和影响。

（三）医疗设备的辐射安全

医疗设备必须遵照国家相关规定进行机房设计、施工，经专业

机构检测合格后方可使用。危险标识：在机房入口处设置明显的警示标志，警告哪类人员不能靠近或禁止入内，提醒进入操作区的注意事项以及可能造成的危害。工作状态警告：设备在工作状态下给人体造成的伤害，应在明显处设置状态指示灯。操作人员必须严格遵守各项操作规程，减少患者所接受的辐射剂量；放射工作人员需要佩戴放射剂量卡，并定期接受检测。

（四）医疗设备安全的环境设施因素

医疗设备要正常医疗，还应配备相应的环境设施。医用耗材的管理需要跟库

房配套，且根据存放物品的要求提供能够保证温度、湿度、存放高度和其他存放要求的条件。技术维护维修需要跟检修室配套，包括精密仪器维修室和机械维修室等。质量检测需要跟检测室配套，能够保证供电、地线、屏蔽、防静电等专业要求。专业设备包括示波器、万用表、直流稳压电源、集成电路测试仪等基础检修设备；检测设备包括心电信号模拟器、血压模拟器、气流测试仪、液流测试仪、电气安全检测仪等；机械维修设备包括车床、钻床、电氧焊设备等。

三、医疗设备临床使用安全管理的主要内容

医疗设备临床使用安全管理的主要内容包含医疗设备的准入与评价管理、医疗设备临床使用管理和医疗设备临床保障管理，管理的核心是医疗设备的安全和质量控制。医疗机构应采取有效的措施确保进入临床使用的医疗设备合法、安全和有效。医疗设备投入临床后，临床使用安全则主要体现在医疗设备临床使用管理和医疗设备临床保障管理两个方面。医疗设备临床使用管理包括设备的操作培训、使用人员的资质、操作使用规范、使用安全的考核和评价、不良事件的监测、应急事件的处理与预案等；医疗设备临床保障管理包括医疗设备的验收、校准、检测、维修和保养、档案管理、维护信息的分析、效益分析与风险管理等。

（一）医疗设备的准入与评价管理

医疗设备的准入与评价管理主要包含购置论证、验收、安装、调试。

1. 设备购置

对医院计划购买的设备应从医院整体发展规划上考虑。重点学科和特色科室应优先配置，以便发挥其学术带头作用，保持其在技术上的领先地位，以利于医院的长期发展。

2. 医院医疗设备使用评价制度

（1）临床工程部门对全院医疗设备的使用情况进行监控，以便合理配置和

充分利用医疗设备，并为院领导决策提供依据。

（2）凡价值在 50 万元以上并可做收费项目的医疗设备必须进行使用评价分析。

（3）医院各临床科室负责人每年填写大型医疗设备使用情况数据采集表，如实填写本科室当年医疗设备的工作量、年收入、材料消耗、人员费用、开机天数、设备配置功能、常用功能，并于当年年底前交临床工程部门。临床工程部门统计其维护费用。

（4）临床工程部门定期对贵重、大型医疗设备的使用情况进行评估。对于设备能够充分利用、效益明显的科室给予表扬；对于设备长期闲置、开展工作不力、维护保养不当的给予批评。

（5）临床工程部门将医疗设备使用评价结果上报医院设备管理委员会，作为决策参考。

3. 设备验收

医疗设备验收是授权工程技术人员依据相关法律文件（合同、招投标书）对购进的医疗设备从外包装到内在质量进行核查核对，它分为硬件验收和软件验收。

医疗设备在硬件验收时，要严控把关，一般程序为：①外包装检查，开箱验收，数量验收，质量验收。从合同内容出发，严把产品的外观完好状况，设备的技术参数是否履行合同内容，设备的各种附件是否齐全，设备的各项检验检测报告、入关手续、中英文说明书、维修手册是否齐全。②软件验收：按照设备的说明书及技术文本，检查设备各项技术性能是否到达规定要求，是否能够实现合同约定的技术参数规定，对每一项技术指标进行详细认真的检测，并对检测的数据做详细记录和分析，以此作为质量控制的依据和医疗设备档案管理的重要组成部分。

医疗设备的验收应有设备管理部门、临床工程部门、使用科室等医院相关部门及厂商代表共同参加，如要申请进口商检的设备，必须由当地商检部门的商检人员参加。验收结果必须有记录并由各方共同签字。质量验收应按生产厂商提供的各项技术指标或按招标中承诺的技术指标、功能和检测方法，逐项验收。对大型医疗设备的技术质量验收，应由有资质的第三方机构进行。工程技术人员应对验收情况进行详细的记录并出具验收报告，严格按合同的品名、规格、型号、数量逐项验收。对所有与合同不符的情况，应做记录，以便及时与厂商交涉或上报商检部门进行索赔。到货时与相关人员依据合同及发票、送货单，进行及时验收和入账。

4. 设备安装、调试

（1）医疗设备的安全调试工程要符合国家制订的相关标准。

（2）安装调试要求：医疗设备的安装调试过程比较复杂，与每台医疗设备的结构、原理、制造商及型号规格都有关联。在实际安装调试过程中，要以制造商提供的安装调试要求为基础，辅助厂家工程师完成。

（二）医疗设备临床使用管理

1. 医疗设备常用的分类

按照实际应用分为三大类，即诊断设备类、治疗设备类及辅助设备类。

（1）诊断设备类。又可以分为以下几类：影像诊断类，如 PET-CT、CT、MR1、DSA、SPECT，超声诊断仪、医用 X 线摄影设备（含 X 线机、CR、DR）等；电生理类，如心电图机、脑电图机、肌电图机等；物理诊断类，如体温计、血压表、显微镜、测听计、各种生理记录仪等；实验诊断类，如血细胞计数仪、生化分析仪、免疫分析仪等；内镜类，如胃镜、肠镜、气管镜等。

（2）治疗设备类。又可分为以下几类：生命支持类，如心脏除颤起搏器、呼吸机、输液泵等；手术治疗类，如麻醉机、手术导航系统、微创手术系统、手术显微镜等；放射治疗类，如直线加速器、^{60}钴治疗机、后装治疗机等；理疗类，如光疗设备、电疗设备、超声治疗等；激光类，如皮肤激光治疗仪、眼底激光治疗仪等；透析治疗设备，如透析机、血滤机、水处理设备；冷冻类，如半导体冷刀、气体冷刀和固体冷刀等；其他设备，如高压氧舱等。

（3）辅助类设备。包括消毒灭菌设备、制冷设备、中心吸引及供氧系统、制药机械设备、血库设备、病房护理设备（病床、器械台、器械柜、推车、氧气瓶等）、手术室辅助设施（手术床、无影灯、医用吊塔）、医用软件等。

2. 制订医疗设备管理制度

规范操作流程，使设备的管理系统化、规范化，使医疗设备得到有效利用。

（三）医疗设备临床保障管理

医疗设备在医院的全生命周期管理包括计划论证、设备采购、验收入库、资产管理、使用管理、维护管理、质控管理。医疗设备使用安全风险管理伴随着设备整个生命周期，需要从不同的角度介入。医院设备管理委员会全面掌控医疗设备使用安全及风险，研究制订全院医疗设备配置、购置、安全管理，分析医疗设备应用风险来源，指导各科室医疗设备安全监管，设备使用前进行相关操作安全培训，制订设备操作规程与安全注意事项，临床工程部门定期进行风险评估、巡查与预防性维护，健全安全监测体系及安全事件上报制度。

基于设备风险分析与评估来制订设备保障管理制度，从设备维修、使用培训、维修培训、预防性维护、设备质量安全管理入手，遵循相关法律法规及管理制度，完善制度和流程，直到设备报废，使医疗设备全生命周期都处于监管状态。

医疗设备的培训应包含使用培训和维护培训。使用培训包含设备的操作和安全注意事项等，根据规程由临床工程部门的技术人员和厂家工程师负责对临床使用人员进行相关培训，并进行理论考核，同时对培训人员与临床医疗设备使用人员的能力及设备使用资质做出评定并反馈；临床工程部门指导各科室医疗设备的安全使用，并进行有效监管。在设备使用前对科室人员资质进行准入管理，由临床科室负责人提出人员上岗申请，进行培训后，持证上岗。使用人员应了解设备的基本构造、基本原理，熟悉设备的各项性能和功能，学会设备的日常保养、维护方法，掌握正确的使用方法和操作程序，特别要掌握保障设备安全性的措施及有关注意事项，对使用人员还需要加强设备安全用电常识及设备故障应急处理方面的培训。

第二节　医疗设备的不良事件管理

依据国家《医疗器械不良事件监测和再评价管理办法（试行）》第三十九条，医疗器械不良事件报告的内容和统计资料是加强医疗器械监督管理，指导开展医疗器械再评价工作的依据，不作为医疗纠纷、医疗诉讼和处理医疗器械质量事故的依据。若属于医疗事故或者医疗器械质量问题，应当按照相关法规的要求另行处理。

为了掌握每年发生的医疗器械不良事件概况，监测管理部门规定医疗器械生产企业、经营企业和使用单位对自然年度内发生的不良事件监测情况进行汇总并予以报告。使用单位应当在每年1月底之前对上一年的医疗器械不良事件监测工作进行总结，并保存备查。

一、医疗设备不良事件的定义及影响因素

(一) 医疗设备不良事件的定义

医院医疗设备不良事件主要是指获准上市且合格的医疗设备在正常使用过程中可能发生或发生的和医疗设备预期应用效果无关的任何有害事件。

(二) 影响因素

1. 生产设计

设计缺陷导致的不良事件约占不良事件的 14%。医疗设备在研发、生产过程中，会存在定位模糊，与临床实际应用脱节等问题，造成难以回避的设计缺陷。

2. 设备固有属性

医疗设备的材料源自工业生产，经常不可避免地要面临着生物相容性、放射性、微生物污染、化学物质残留等问题。由于其固有特性，不可避免地存在着对患者、使用人员造成伤害的危险因素。

3. 人为因素

人为因素包括人为操作错误，使用人员没有认真阅读操作手册，忽视相关风险提示；使用人员疲劳、紧张、心理压力大；缺少日常维护，使设备带病工作。

4. 设备使用环境

包括温度、湿度对设备的影响；周边电子设备电磁场对医疗设备的影响；设备所使用水、电、气对其存在的影响。

5. 设备性能老化、故障

医疗设备使用多年，尽管还能工作，但是风险值明显增加。尤其是急救设备的突发故障，会威胁到患者的生命安全。

二、医疗设备不良事件的监测与管理

(一) 医疗设备不良事件的监测

国家食品药品监督管理总局于 2008 年定义医疗设备不良事件监测包括对医疗设备不良事件进行记录、收集、分析、控制及处理等内容。

(二) 医院设备不良事件监测管理

1. 建立健全组织结构，明确岗位职责，明晰职能部门分工

成立医院医疗设备不良事件监测领导小组。指定院内一个部门具体负责全院医疗设备不良事件的管理。成立不良事件监测机构，由主管院长，具体负责医疗设备不良事件监测工作部门负责人和工作人员，相关临床科室主任、护士长、临床医师等组成。配备相对稳定的专 (兼) 职监测员开展日常监测工作。根据国家相关法律法规及医院的实际情况，制订本单位医疗设备不良事件监测工作制度，如医疗设备不良事件科室反馈制度、报告制度、医疗设备质量管理制度和培训制度等。

医院临床工程部门配备工程技术人员兼监测员，负责全面推进医疗机构开展医疗设备不良事件监测工作；规范、指导医疗机构在开展医疗设备不良事件监测中应做的工作；明确医疗机构开展医疗设备不良事件监测相关工作的职责、程序及要求；建立并履行本使用单位医疗设备不良事件监测管理制度，主动发现、收集、分析、报告和控制所使用的医疗设备发生的所有不良事件。指定机构并配备专 (兼) 职人员负责本使用单位医疗设备不良事件监测工作，并向临床医师反馈信息。在单位内积极宣传贯彻培训医疗设备不良事件监测相关法规和技术指南；按时报告所用医疗设备导致或者可能导致的严重伤害或死亡的不良事件，积极主动配合监管部门、医疗设备生产企业、经营企业对不良事件的处理；建立并

保存医疗设备不良事件监测记录，并形成档案；对使用的高风险医疗设备建立并履行可追溯制度。

各临床科室设立医疗设备不良事件兼职联络员，联络员应当具有医疗设备不良事件监测相关知识和监测意识，熟悉本科室常用医疗设备的性能和使用常识，能及时收集本科室所发生的可疑医疗设备不良事件，并及时与监测员联系。

2. 建立医疗设备使用不良事件报告制度

医疗设备使用单位除了要做好不良事件检测记录外，在报告医疗设备不良事件时还要遵循报告的原则和范围。出现以下情况时必须报废：引起或造成死亡或严重伤害概率较大的事件；对医疗设备性能的影响严重，很可能引起或造成死亡或严重伤害的事件；使医疗设备不能发挥正常作用，并影响医疗设备的治疗、检查或诊断作用，可能引起或造成死亡或严重伤害的事件；医疗设备属于长期植入物或生命支持类设备；医疗设备生产企业需要或被要求采取行动来减少产品对公众健康造成损害的风险；类似事件在过去已经引起或造成死亡或严重伤害。

在收到相关不良事件报告后，根据规定要及时进行不良事件的调查、收集信息、查清原因并得出结论。调查的主要内容有：不良事件本身，包括患者的原患疾病、治疗过程、预后情况、抢救情况、尸检报告，医疗设备的基本情况、安装情况、维护保养情况、使用情况和辅助设备的使用情况等。

三、医疗设备不良事件的报告程序

（一）死亡事件

使用单位除及时向所在省、自治区、直辖市医疗器械不良事件检测技术机构报告外，还应及时报告相关医疗设备生产企业。

（二）严重危害事件

严重伤害是指危及生命，导致机体功能的永久性伤害或者机体结构的永久性损伤。必须采取医疗措施才能避免上述永久性伤害或者损伤。

使用单位在发现或者知悉之日起 15 个工作日内，及时填写《可疑医疗器械不良事件补充报告表》，向所在地省级医疗器械不良事件监测技术机构报告的同时，应当告知相关生产企业。

（三）突发、群发事件

突发、群发事件是指突然发生的，在同一地区、同一时间段内，使用同一种医疗器械对健康人群或特定人群进行预防、诊断、治疗过程中出现的多人医疗器械不良反应，根据损害程度及影响范围，可以分为一级事件和二级事件。突发、群发的医疗器械不良事件社会危害性最大，给广大医疗器械使用者带来的危险也最大。相对于前两类医疗器械不良事件的报告程序，时间的紧急性在本程序中占有至关重要的位置。

生产企业、经营企业和使用单位在得知突发、群发的医疗器械不良事件后，应当立即向所在地省、自治区、直辖市食品药品监督管理部门、卫生主管部门和医疗器械不良事件监测技术机构报告，并在 24 小时内填写并报送《可疑医疗器械不良事件报告表》。必要时可以越级报告，但是应当及时告知被越过的所在地省、自治区、直辖市食品药品监督管理部门、卫生主管部门和医疗器械不良事件监测技术机构。

四、医疗设备不良事件的应急处理

（一）结构组成

医院医疗设备不良事件监测领导小组、临床工程部门和使用科室构成应急预案的部门体系，其职责分别如下。

1. 领导小组

贯彻依靠科学技术防范医疗设备群体不良事件发生的方针，科学监管，对医疗设备突发性群体不良事件的处理提供指导意见，提高快速反应和应急处理能力。

2. 临床工程部门

具体负责各科室的医疗设备不良事件监测工作，包括对医疗设备不良事件的信息收集、核实及其他有关上报工作，在事件处理中应同有关联的临床科室密切配合，做到分工明确，使各方充分协作，并对发生的医疗设备不良反应事件进行详细记录，对严重的、群发的医疗设备不良反应事件及时报告领导小组后，启动本预案，同时向所在地省、自治区、直辖市医疗器械不良事件监测中心报告。

3. 临床科室

负责本科室医疗设备不良反应事件的防范、监测和报告工作，尤其是严重的、群发的医疗设备不良反应事件必须及时报告。加强日常监督、监测，关注医疗设备在使用过程中的相互作用及相关危险因素，合理使用医疗设备，对确认发生严重不良反应的医疗设备采取相应的紧急控制措施。

（二）应急响应制度

1. 分级响应

（1）一般病例和新的或严重的医疗设备不良反应。

（2）突发性群体不良反应：依照医疗设备不良反应的不同情况和严重程度，将医疗设备不良反应突发性群体不良反应划分为以下两个等级。

一级事件：出现医疗设备不良反应群体不良反应的人数超过 50 人，且有特别严重不良事件（威胁生命，并有可能造成永久性伤残和对器官功能产生永久损伤）发生，或伴有滥用行为；出现 3 例以上死亡病例；国家市场监督管理总局认定的其他医疗设备突发性群体不良事件。

二级事件：医疗设备不良反应群体不良反应发生率高于已知发生率 2 倍以

上、发生人数超过 30 人，且有严重不良事件发生，或伴有滥用行为、出现死亡病例、省级以上食品药品监督管理部门认定的其他严重医疗设备不良反应或突发性群体不良反应。

2. 响应程序

（1）一般病例应逐级、定期报告，医院各科室发现医疗设备不良反应事件后应立即报告临床工程部门，接报科室进行初步分析评价后，认真如实填写《可疑医疗器械不良事件报告表》，及时将报表向市级医疗器械不良事件监测中心报告。

（2）对新的或严重的医疗设备不良反应，接报科室应进行调查、核实，并报医院医疗设备不良反应监测领导小组进行评价，于发现之日起 15 日内上报市级医疗器械不良事件监测中心。死亡病例须及时报告。

（3）临床各科室发现群发性医疗设备不良事件后应立即报告临床工程部门及医院医疗设备不良事件监测领导小组，在领导小组的统一组织下，组建应急医疗救治队伍，立即开展医疗救治工作，并立刻停止使用该医疗设备，同时对该设备进行统一封存。同时接报科室应立即向市级医疗器械不良事件监测中心报告，在 24 小时内填写《可疑医疗器械不良事件报告表》，并向市级医疗器械不良事件监测中心报送。

五、医院如何开展医疗设备不良事件监测工作

（1）逐步提高医务人员报告医疗设备不良事件的意识和自觉性，纠正报告医疗设备不良事件会对医院造成不良影响的错误观念。

消除医务人员不正确的认识和顾虑，如怕引起医疗纠纷招惹麻烦，担心报告医疗设备不良事件会对自己的医疗技术有影响，不能判断医疗设备不良事件的发生机制，不愿意进行医疗设备不良事件报告等。

（2）领导应充分理解并重视、支持不良事件监测工作。

指定院内一个部门具体负责全院医疗设备不良事件的管理。成立不良事件监测机构，由主管院长，具体负责医疗设备不良事件监测工作部门负责人和工作人员，相关临床科室主任、护士长、临床医师等组成。配备相对稳定的专（兼）职监测员开展日常监测工作。根据国家相关法律法规及医院的实际情况，制订本单位医疗设备不良事件监测工作制度，如医疗设备不良事件的科室反馈制度、报告制度、医疗设备质量管理制度和培训制度等。

（3）建立本单位医疗设备不良事件数据库。

（4）在相关科室设置 1 名医疗设备不良事件联络员（护士长、住院总医师等），负责本科室医疗设备不良事件工作。出现医疗设备不良事件时，立即进行登记并及时上报给本单位监测员。

报告的内容：患者基本情况、设备情况、不良事件表现、采取的措施等。

（5）监测员收集本单位不良事件的信息，按要求完整、准确、详细填写《可疑医疗器械不良事件报告表》，按时限要求上报市级药品不良反应监测中心。

（6）监测员要每个月定期与临床相关科室进行沟通，了解医疗设备使用情况，特别是要加强高风险产品、国家重点监测产品及已发生不良事件产品的跟踪监测。

（7）院内不良事件监测机构应及时对发生的不良事件进行分析，并将严重的医疗器械不良事件信息反馈给相关科室，避免类似事件再次发生。

（8）在院内开展多种形式、多种层次的宣传培训，如举办展览、印制宣传品、组织学术报告等。对相关临床科室报告员（如护士长、住院总医师等）和医疗设备的使用人员每年至少培训 2 次。主要针对医疗设备不良事件的法规、医疗设备不良事件的表现形式、近期不良事件监测情况、新产品进入医院的相关要求等内容进行培训。

参考文献

[1] 吕德林. 放射诊断临床指南[M]. 北京:科学技术文献出版社,2013.

[2] 宋彬,韩萍. 腹部放射诊断学[M]. 北京:人民卫生出版社,2018.

[3] 徐爱德,王世山. 骨关节软组织疾病影像鉴别诊断[M]. 北京:中国协和医科大学出版社,2010.

[4] 龚启勇,冯晓源. 神经放射诊断学[M]. 北京:人民卫生出版社,2018.

[5] 王天宝. 普通外科放射解剖与诊断图谱:普及版[M]. 广州:广东科技出版社,2018.

[6] 冯海霞. 实用放射诊断与分析[M]. 北京:科学技术文献出版社,2017.